告别

肺病

饮食+理疗+中医调养

赵春杰　主编

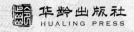
华龄出版社
HUALING PRESS

责任编辑：郑建军

责任印制：李未圻

图书在版编目（CIP）数据

告别肺病 / 赵春杰主编．-- 北京 ： 华龄出版社，

2020.1

　ISBN 978-7-5169-1495-3

　Ⅰ．①告… Ⅱ．①赵… Ⅲ．①补肺－养生（中医）

Ⅳ．① R256.1

中国版本图书馆 CIP 数据核字（2019）第 249432 号

书　　名：告别肺病

作　　者：赵春杰

出 版 人：胡福君

出版发行：华龄出版社

地　　址：北京市东城区安定门外大街甲 57 号　　邮　　编：100011

电　　话：010-58122246　　　　　　　　　　传　　真：010-84049572

网　　址：http://www.hualingpress.com

印　　刷：德富泰（唐山）印务有限公司

版　　次：2020 年 1 月第 1 版　　　2020 年 1 月第 1 次印刷

开　　本：710×1000　　1/16　　　　　　　印　　张：14

字　　数：200 千字

定　　价：68.00 元

第一章　认识肺病，才能养好肺

第二章　养肺护肺怎么吃？会吃才是硬道理

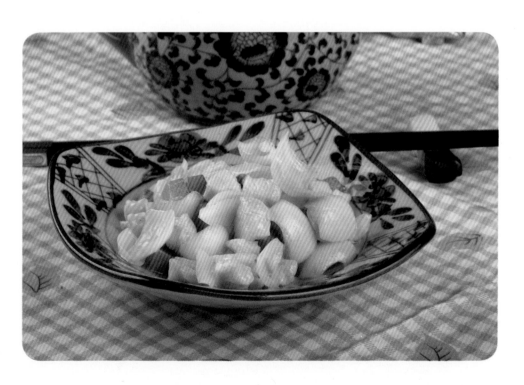

第三章　本草里的妙药——养肺润肺有奇效

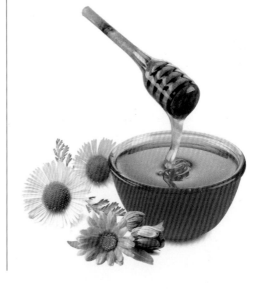

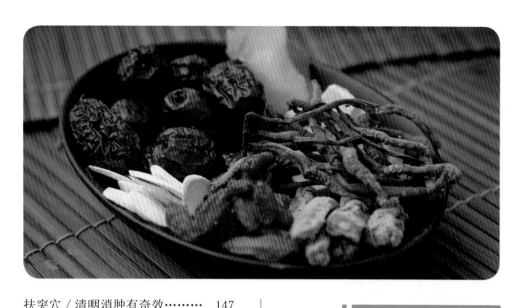

第六章　手到病除——中医理疗调肺系常见病

感冒

咳嗽

咽痛

慢性支气管炎

过敏性鼻炎

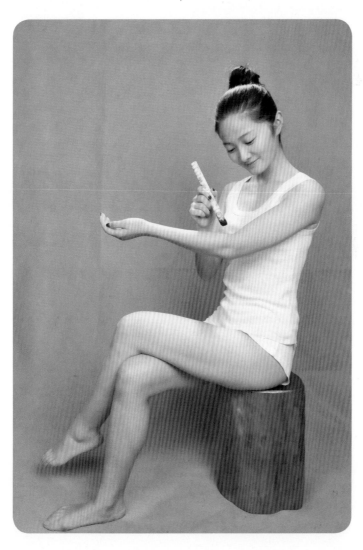

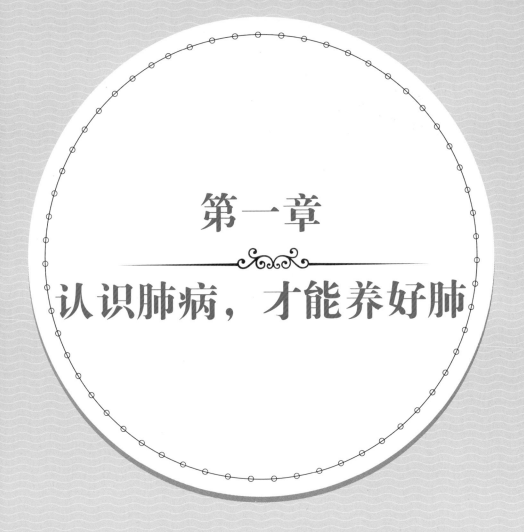

第一章

认识肺病，才能养好肺

第一节
中医眼中的肺——
同样的肺，含义大不同

中医对肺脏是如何认识的呢？祖国医学认为，肺位于胸腔之内，为五脏之华盖，是高清之脏，外主一身皮毛，开窍于鼻，与大肠互为表里。它的主要功能是主气，司呼吸，主宣发、肃降，通调水道。总之，肺脏主管人体的呼吸运动、布散津液和促进体液代谢的功能。

肺主气，司呼吸——
吐故纳新，清浊交换

肺主气，首见于《内经》。《素问·五藏生成》说："诸气者，皆属于肺。"肺主气包括主呼吸之气和主一身之气两个方面。

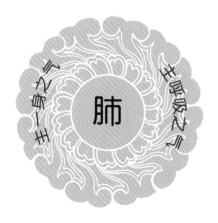

其一，主呼吸之气

肺主呼吸之气，是指肺是气体交换的场所。如《素问·阴阳应象大论》说："天气通于肺。"通过肺的呼吸作用，不断吸进清气，排出浊气，吐故纳新，实现机体与外界环境之间的气体交换，以维持人体的生命活动。

肺主呼吸的功能，实际上是肺气的宣发与肃降作用在气体交换过程中的具体表现：肺气宣发，浊气得以呼出；肺气肃降，清气得以吸入。肺气的宣发与肃降作用协调有序，则呼吸均匀通畅。肺气失宣或肺气失降，临床都有呼吸异常的表现，但临床表现有所不同。若是因外感引动内饮，阻塞气道，肺气失宣，多为胸闷气急或发为哮喘；若是因肝火上炎，耗伤肺阴，肺失肃降，多致喘咳气逆。

其二，主一身之气

肺主一身之气的生成，体现于宗气的生成。一身之气主要由先天之气和后天之气构成。宗气属后天之气，由肺吸入的自然界清气，与脾胃运化的水谷之精所化生的谷气相结合而生成。宗气在肺中生成，积存于胸中"气海"，上走息道出喉咙以促进肺的呼吸，如《灵枢·五味》所说"其大气抟而不行者，积于胸中，命曰气海，出于肺，循喉咽，故呼则出，吸则入"，并能贯注心脉以助心推动血液运行，还可沿三焦下行脐下丹田以资先天元气，故在机体生命活动中占有非常重要的地位。宗气是一身之气的重要组成部分，宗气的生成关系着一身之气的盛衰，因而肺的呼吸功能健全与否，不仅影响着宗气的生成，也影响着一身之气的盛衰。

肺主一身之气的运行，体现于对全身气机的调节作用。肺有节律地呼吸，对全身之气的升降出入运动起着重要的调节作用。肺的呼吸均匀通畅，节律一致，和缓有度，则各脏腑经络之气升降出入运动通畅协调。

肺的呼吸失常，不仅影响宗气的生成及一身之气的生成，导致一身之气不足，即所谓"气虚"，出现少气不足以息、声低气怯、肢倦乏力等症，并且影响一身之气的运行，导致各脏腑经络之气的升降出入运动失调。肺主一身之气和呼吸之气，实际上都基于肺的呼吸功能。肺的呼吸调匀是气的生成和气机调畅的根本条件。如果肺的呼吸功能失常，势必影响一身之气的生成和运行。若肺丧失了呼吸功能，清气不能吸入，浊气不能排出，新陈代谢停止，人的生命活动也就终结了。所以说，肺主一身之气的作用，主要取决于肺的呼吸功能。

主行水

水上之源，灌溉"心田"

肺主行水，是指肺气的宣发肃降作用推动和调节全身水液的输布和排泄。《素问·经脉别论》称作"通调水道"。肺主行水的内涵主要有两个方面：一是通过肺气的宣发作用，将脾气转输至肺的水液和水谷之精中的较轻清部分，向上向外布散，上至头面诸窍，外达全身皮毛肌腠以濡润之；输送到皮毛肌腠的水液在卫气的推动作用下化为汗液，并在卫气的调节作用下有节制地排出体外。二是通过肺气的肃降作用，将脾气转输至肺的水液和水谷精微中的较稠厚部分，向内向下输送到其他脏腑以濡润之，并将脏腑代谢所产生的浊液（废水）下输至肾（或膀胱），成为尿液生成之源。

肺以其气的宣发与肃降作用输布水液，故说"肺主行水"。又因为肺为华盖，在五脏六腑中位置最高，参与调节全身的水液代谢，故清·汪昂《医方集解》称"肺为水之上源"。

外邪袭肺，肺失宣发，可致水液向上向外输布失常，出现无汗、全身水肿等症。内伤及肺，肺失肃降，可致水液不能下输其他脏腑，浊液不能下行至肾或膀胱，出现咳逆上气，小便不利，或水肿。肺气行水功能失常，导致脾传输到肺的水液不能正常布散，聚而为痰饮水湿；水饮蕴积肺中，阻塞气道，则影响气体交换，一般都有咳喘痰多的表现，甚则不能平卧。病情进一步发展，可致全身水肿，并能影响他脏的功能。临床上对水液输布失常的痰饮、水肿等病证，可用"宣肺利水"和"降气利水"的方法进行治疗。由于水液输布障碍主要是因外邪侵袭而致肺气的宣发作用失常，故临床上多用宣肺利水法来治疗，即《内经》所谓"开鬼门"之法，古人喻之为"提壶揭盖"，清·徐大椿《医学源流论》则称之为"开上源以利下流"。

朝百脉——

行如河流，奔腾不息

肺朝百脉，是指全身的血液都通过百脉流经于肺，经肺的呼吸，进行体内外清浊之气的交换，然后再通过肺气宣降作用，将富有清气的血液通过百脉输送到全身。

全身的血脉均统属于心，心气是血液循环运行的基本动力。而血液的运行，又赖于肺气的推动和调节，即肺气具有助心行血的作用。肺通过呼吸运动，调节全身气机，从而促进血液运行。故《素问·平人气象论》说："人一呼脉再动，一吸脉亦再动。"《难经·一难》说："人一呼脉行三寸，一吸脉行三寸。"同时，肺吸入的自然界清气与脾胃运化而来的水谷之精所化的谷气相结合，生成宗气，而宗气有"贯心脉"以推动血液运行的作用。肺气充沛，宗气旺盛，气机调畅，则血运正常。若肺气虚弱或壅塞，不能助

心行血，则可导致心血运行不畅，甚至血脉瘀滞，出现心悸胸闷，唇青舌紫等症；反之，心气虚衰或心阳不振，心血运行不畅，也能影响肺气的宣通，出现咳嗽、气喘等症。

主治节——

辅助心君，维系生命

肺主治节，是指肺气具有治理调节肺之呼吸及全身之气、血、水的作用。《素问·灵兰秘典论》说："肺者，相傅之官，治节出焉。"肺主治节的生理作用主要表现在四个方面：一是治理调节呼吸运动。肺气的宣发与肃降作用协调，维持通畅均匀的呼吸，使体内外气体得以正常交换。二是调理全身气机。通过呼吸运动，调节一身之气的升降出入，保持全身气机调畅。三是治理调节血液的运行。通过肺朝百脉和气的升降出入运动，辅佐心脏，推动和调节血液的运行。四是治理调节津液代谢。通过肺气的宣发与肃降，治理和调节全身水液的输布与排泄。由此可见，肺主治节，是对肺的主要生理功能的高度概括。

肺与中医意象

第一，肺在体合皮

《素问·五脏生成》曰："肺之合皮也，其荣毛也"。《千金要方·肺脏》说："白为肺，肺合皮。"可见，肺对应的体象为皮毛，皮毛是皮肤和附着

于皮肤的毫毛的合称，包括皮肤、汗孔和毫毛等组织，是一身之表。皮肤有分泌汗液、润泽皮肤、调节呼吸和抵御外邪等功能。在五体中所说的皮，实指皮毛而言。一般习惯上常常皮与皮毛混称。肺气宣发，输精于皮毛。肺主气，肺气宣发，使卫气和气血津液输布到全身，以温养皮毛。皮毛具有抵御外邪侵袭的屏障作用。皮毛的营养，虽然与脾胃的运化有关，但必须赖肺气的宣发，才能使精微津液达于体表。若肺气虚弱，其宣发卫气和输精于皮毛的生理功能减弱，则卫表不固，抵御外邪侵袭的能力低下而易于感冒，或出现皮毛憔悴枯槁等现象。由于肺与皮毛相合，外邪侵袭皮毛，腠理闭塞，卫气郁滞的同时也常常影响及肺，导致肺气不宣；而外邪袭肺，肺气失宣时，也同样能引起腠理闭塞，卫气郁滞等病变。

第二，肺开窍于鼻

鼻为呼吸出入的通道，具有通气的功能。肺司呼吸，故有"鼻为肺窍"之说。鼻还有主嗅觉的功能。鼻的嗅觉和通气功能均须依赖于肺气的作用。肺气和利，则呼吸通畅，嗅觉灵敏。鼻为肺窍，故又为邪气侵犯肺脏的通路。所以在病理上，外邪袭肺，肺气不利，常常是鼻塞、流涕、嗅觉不灵，甚则鼻翼翕动与咳嗽喘促并见，故临床上可把鼻的异常表现作为推断肺脏病变的依据之一。

第三，肺在液为涕

《千金要方·肺脏》说："肺藏气，气舍魄。在气为咳，在液为涕。"涕是由鼻内分泌的黏液，有润泽鼻窍的功能。鼻为肺之窍，五脏化液，肺为涕。在肺的生理功能正常时，鼻涕润泽鼻窍而不外流。若肺感风寒，则鼻流清涕；肺感风热，则鼻流浊涕；如肺燥，则鼻干涕少或无涕。

第四，肺其华在毛

毛为附在皮肤上的毫毛。"肺……其华在毛"（《素问·六节脏象论》），肺主皮毛，肺宣发卫气和津液于毫毛，则毫毛光彩润泽。若肺气失调，不能

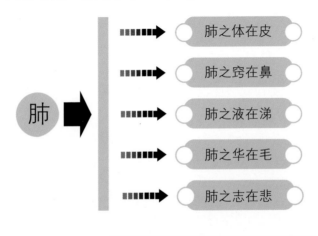

肺

- 肺之体在皮
- 肺之窍在鼻
- 肺之液在涕
- 肺之华在毛
- 肺之志在悲

行气与津液以温养毫毛，毫毛之营养不足，就会憔悴枯槁。故《灵枢·经脉》曰："太阴者，行气温于皮毛者也：故气不荣则皮毛焦，皮毛焦则津液去，津液去则皮节伤，皮节伤则爪枯毛折，毛折则气先死。"

第五，肺在志为忧

《千金要方·肺脏》说："肺在声为哭，在变动为咳，在志为忧。忧伤肺，精气并于肺则悲也。"过度悲哀和忧伤，易于耗伤肺气；肺气虚时，也易于产生悲忧的情绪变化。

第二节
肺病证的病因病机

主要证候及特征

肺为五脏之华盖，其位最高，外合皮毛，肺为娇脏，不耐寒热，又为清肃之脏，不容异物，故外感和内伤因素都易伤损肺脏而引起病变。肺主气，司呼吸，故肺病多以气机升降失常的证候为主，常见的证候有肺气亏虚、阴津亏耗、寒邪犯肺、邪热乘肺、痰浊阻肺等。

兹将肺病证的基本证候及特征分述如下。

↖ 肺气亏虚

1. 主要脉症

声音低怯，倦怠懒言，面色少华，极易感冒，恶风形寒，或有自汗，若咳嗽则咳而无力，痰多清稀，舌淡苔白，脉虚弱。

2. 证候特征

本证以肺气不足和卫气不固的见症为主，此外，尚有一般的气虚见症。

本证与阴津亏耗证的鉴别是：本证为肺气不足和卫外功能减退，而表现为短气、自汗、畏风、易感冒等症；彼为肺之阴津亏耗，而表现为阴津不足和有热象，如干咳少痰、潮热盗汗等症。

↖ 肺阴亏耗

1. 主要脉症

干咳少痰，或痰中带血，声音嘶哑，午后颧红，潮热盗汗，形体消瘦，舌质红，苔少，脉细数。

2. 证候特征

本证以肺虚气失宣肃、津亏不润及阴虚生热的见症为临床特征。

肺脏阴津亏耗证与燥邪犯肺证的鉴别是：本证为肺脏自病，以阴津亏虚为主症，如干咳少痰、潮热盗汗等；而燥邪犯肺证，以外感燥邪为主，虽亦有肺失清润，干咳少痰，咽喉干燥，但伴有外感表证。

↖ 寒邪犯肺

1. 主要脉症

咳嗽痰稀薄，鼻塞流清涕，恶寒发热，头身痛楚，无汗，苔薄白，脉浮紧。

2. 证候特征

本证除有寒邪束肺、肺气失宣的证候外，尚有恶寒发热等风寒表证。

本证与寒饮内阻证的鉴别是：本证为外感寒邪，肺气失宣，故表现为咳嗽痰稀薄、恶寒发热等；而寒饮内阻证则为饮邪碍肺，肺失宣降，故以咳嗽气急、痰白如沫如涎而量多等症为主要表现，而无外感表证。

↖ 邪热乘肺

1. 主要脉症

咳嗽，痰黄或黄白相间，痰不甚黏稠，痰量一般不多，或有鼻塞流黄涕，或恶风身热，咽喉疼痛，苔薄黄，脉浮数。

2. 证候特征

本证除有邪热阻肺，肺失清肃的证候外，尚有恶风身热，咽喉疼痛，苔薄黄，脉浮数。

本证与痰热蕴肺证的鉴别是：本证兼具肺失宣肃与风热表证；而痰热蕴肺证则为痰浊化热或热邪灼津为痰，痰与热壅塞于肺，肺失宣肃证，故以咳嗽痰多痰黄，或痰鸣或痰中带脓血等为主要表现，一般无外感表证。

↖ 痰浊阻肺

1. 主要脉症

咳嗽痰多黏稠，色白或灰白，胸满憋闷，气息急促，喉中痰鸣有声，甚至倚息不能平卧，苔白厚腻，脉弦滑或濡滑。

2. 证候特征

本证兼有肺失宣肃和痰浊壅盛的见症。

本证与痰瘀阻肺证的鉴别是：本证肺气上逆和痰浊壅盛证都极为明显；而痰瘀阻肺证以痰瘀阻蔽胸中阳气为主要表现，如心悸、胸闷、唇甲青紫等症，多数情况不以咳嗽气逆等肺气上逆为主证。

病机述要

肺病证的基本病机是由于感受外邪或痰浊等导致邪气壅阻，肺失宣肃，或劳倦久病等导致肺气阴亏虚，肺不主气。因肺失宣肃，故常见咳嗽、喘息等；因肺不主气，故常见短气、自汗、易感冒等；肺朝百脉，助心主治节，因肺气失调，不朝百脉，可引起心血的运行不利，而发为心悸、胸闷、唇甲紫暗等；肺能通调水道，因肺失宣肃，通调失职，可引起水肿、小便不利等。

兹将肺病证中基本证候的病机阐述如下。

1. 肺气亏虚

劳伤过度，病后元气未复，或久咳久喘耗伤肺气，或气的生化不足，以致肺气不足。肺气不足则肺失宣肃，肺不主皮毛，而出现咳而短气，声音低怯，恶风自汗。

2. 肺阴亏耗

痨虫蚀肺，久病咳喘，气血亏耗，

或燥热之邪犯肺，耗伤阴津，以致肺阴不足，阴不足则虚热内生，阴不足则肺失滋润而不能肃降，故见干咳少痰，或痰中带血，潮热盗汗等症。

3. 寒邪犯肺

气候寒冷，衣服单薄，或贪凉饮冷而寒邪犯肺，肺为寒束则失于清肃，寒邪着于皮毛则卫表不和，故见咳嗽，咳痰清稀，恶寒发热等症。

4. 邪热乘肺

可因外感风热，或寒郁化热，邪热上乘于肺。肺为清虚之脏，热邪蕴肺则肺失宣肃，故见咳嗽、喘逆、痰黄或黄白相间、或痰有腥臭味等症。

5. 痰浊阻肺

常因感受外邪，或久病咳喘，以致肺不布津，聚津为痰而阻于肺，或脾气亏虚，脾不输津，聚湿成痰，上渍于肺。肺为痰阻，宣肃失职，故见咳嗽痰多黏稠，气息急促，甚至倚息不得卧。

治疗要点

1. 宣降肺气

肺病证的基本病机之一是肺失宣肃，因此，宣降肺气为肺病证的治疗要点。《素问·藏气法时论》说："肺苦气上逆，急食苦以泄之"；"肺欲收，急食酸以收之，用酸补之，辛泻之"。

肺气不宣，则以辛散之品，驱散表邪，宣发肺气。肺为清虚之脏而处高位，故宣发肺气应以轻清之品，正如吴鞠通所谓"治上焦如羽，非轻不举"；肺为娇脏，不耐寒热，且肺恶燥，燥则肺气上逆而咳喘，甘润可使肺气自降，清肃之令自行，所以宣散之品又宜辛平甘润。肺气上逆，则用苦降酸收之品，以肃降肺气。酸收意在固摄耗散之肺气，但注意勿收敛邪气。苦降时常与宣散同用，虽有主次，但重在一宣一降，顺其肺之开阖。

2. 扶正祛邪

邪气壅遏于肺，肺失宣肃，法当祛邪；肺之气阴亏虚，肺不主气，法当补益。故扶正祛邪，为肺病证的治疗要点。常用的治法有补益肺气、滋阴润肺、温肺散寒、清泄肺热、化痰降逆等，此为直接对肺进行补泻法。另外，尚有根据五脏生克关系对肺进行间接补泻法。如虚证有补土生金，即通过补脾（补母）以益肺（补子）；有金水相生，即通过滋肾（补子）以益肺（补母）等治法以实现对肺脏的补益。如实证有泻肝的治法，即通过生克关系治疗木火刑金（肝火犯肺）的病证治法。肺之实证也可通过脏腑表里关系进行治疗，如泻大肠，使肺热或痰浊从大肠下泄以治肺实证。

3. 重视调护

肺病证尤应注意预防感冒，病室要寒暖适宜，气候变化时要及时加减衣服。病室应通风换气，保持空气新鲜，患者尽可能避免接触刺激性气体、粉尘等，更应戒烟。饮食应清淡，易消化，一般忌辛辣醇酒，或生冷肥甘。

第二章

养肺护肺怎么吃？
会吃才是硬道理

第一节　白色食物养肺气

百合

润肺止咳安心神

别　　　名　重箱、摩罗、白花百合，
　　　　　　白百合，卷丹、山丹。
性味归经　味甘，性微寒；归肺、
　　　　　　心经。
用法用量　内服：煎汤，6～12克；
　　　　　　或入丸、散；亦可蒸食、
　　　　　　煮粥。

营养成分

蛋白质、脂肪、还原糖、淀粉、钙、磷、铁、维生素C、秋水仙碱等。

养肺原理

百合是著名的保健食品和常用中药。因其茎由许多肉质鳞叶片片紧紧地抱在一起，故得名百合。鲜百合含有的黏液质，具有润燥清热、化痰生津的作用，对肺燥和肺热咳嗽有较好的疗效。

食用疗效

润肺止咳，清心安神。用于燥热咳嗽，劳嗽咯血，虚烦惊悸，失眠多梦。

适应人群

热型胃痛及支气管患者适用。体虚的人以及更年期女性、神经衰弱者、睡眠不宁者适用。宫颈癌、白血病患者适用。

注意事项

百合有小毒，直接接触生的球茎可能会引起皮肤瘙痒，误食生的球茎会引起呕吐、腹泻等症状。脾胃虚弱、腹泻的人慎食。患风寒咳嗽的人忌食。

良方妙方

鲜百合300克，蜂蜜适量。鲜百合捣烂绞汁。1日2次，每次服30毫升，以蜂蜜调服。养阴润肺，清心安神。适用于肺气肿、肺结核咯血。

经典论述

《本草述》："百合之功，在益气而兼之利气，养正而更能去邪，故李氏谓其为渗利和中之美药也。如伤寒百合病，《要略》言其行住坐卧，皆不能定，如有神灵，此可想见其邪正相干，乱于胸中之故，而此味用之以为主治者，其义可思也。"

养生食谱

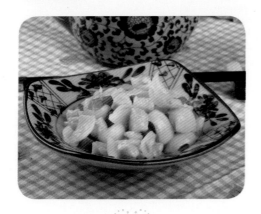

◆ 百合炒鸡丁

主　料：鲜百合 50 克，鸡脯肉 300 克，胡萝卜 75 克。

调　料：食用油、葱、姜、料酒、酱油、盐、味精、香油各适量。

做　法：

1. 百合洗净，鸡脯肉切丁码味上浆，胡萝卜切丁飞水备用，鸡丁温油滑备用。

2. 锅留底油下葱、姜爆香，下入胡萝卜、鸡丁、百合烹料酒，加酱油少许及盐、味精炒匀，勾芡淋香油即可。

功　效：养阴润肺，清心安神。

◆ 百合萝卜汤

主　料：青萝卜 150 克，鲜百合 20 克，虾皮 10 克，马蹄 20 克。

辅　料：葱 5 克，姜 3 克。

调　料：盐 3 克，牛肉粉 2 克，鱼露 3 克，香油 3 克。

做　法：

1. 青萝卜洗净去皮切粗丝，百合洗净掰成片；

2. 锅中放入清水、姜、葱粒烧开；

3. 放入萝卜丝、虾仁、马蹄、百合，加盐、牛肉粉、鱼露调味，再次煮开后淋入香油即可。

功　效：养阴润肺。

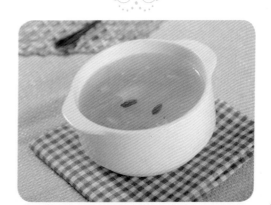

白萝卜

清除肺热兼化痰

别　　　　名　莱菔。

性 味 归 经　性凉，味甘、辛；归脾、胃、肺、大肠经。

建议食用量　每餐100～200克。

营养成分

蛋白质、糖类、碳水化合物、维生素、芥子油、淀粉酶和粗纤维等营养成分。

养肺原理

民间有"萝卜响，咯嘣脆，吃了能活百来岁"的谚语，《本草纲目》称之为蔬中最有利者。白萝卜能清除肺胃积热，有润肺止咳化痰的良效，可用于治疗痰热咳嗽等症。

食用疗效

白萝卜中的淀粉酶能分解食物中的淀粉，使之得到充分的吸收；白萝卜含有木质素，能提高巨噬细胞的活力，吞噬癌细胞；此外，白萝卜所含的多种酶，能分解致癌的亚硝胺，具有防癌作用；白萝卜还可以降低胆固醇，防止胆结石形成；白萝卜含有丰富的钾元素，能有效预防高血压。

食用宜忌

白萝卜可生食、炒食、煮食，或煎汤、捣汁饮，做药膳，或外敷患处。烹饪中也可作配料和点缀。白萝卜种类较多，生吃以汁多辣味少者为好，平时不爱吃凉性食物者以熟食为宜。

良方妙方

取白萝卜1个，白胡椒5粒，生姜4片，陈皮1片。加清水500毫升，煎煮30分钟后，去渣留液，再加入水250毫升煎煮15分钟，摇匀后分别装在两个碗中，备用。可每天饮用2次，每次1碗，早晚各1次。适用于痰多以及痰黏难以咳出者。

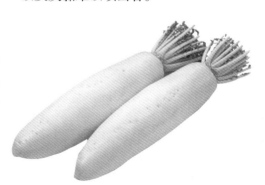

经典论述

1.《随息居饮食谱》："治咳嗽失声、咽喉诸病，解煤毒、茄毒。熟者下气和中，补脾运食，生津液，御风寒，止带浊，泽胎养血。"

2.《本草纲目》："主吞酸，化积滞，解酒毒，散瘀血，甚效。"

养生食谱

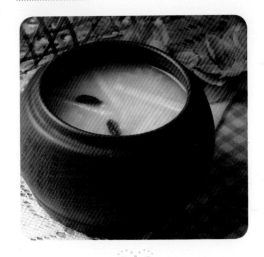

◆ 芥末萝卜粥

主　料：芥末 10 克，白萝卜 150 克，大米 150 克。

做　法：

1. 将大米洗净，萝卜切成滚刀块。

2. 锅中烧适量水，开后放入大米，待半熟后入白萝卜煮 15 分钟，最后放芥末搅匀即可。

功　效：温中散寒，顺气清肺。《本草纲目》载，芥末"温中散寒，豁痰利窍。治胃寒吐食，肺寒咳嗽，风冷气痛，口噤唇紧。消散痈肿、瘀血"。

◆ 萝卜茶

主　料：白萝卜 100 克，绿茶 5 克。

调　料：盐适量。

做　法：

1. 将白萝卜洗净，带皮切成圆片，放入锅中加入足量的水，大火烧沸后转小火，煮约 15 分钟。

2. 煮好后关火，加少许盐，放入绿茶，盖盖子闷约 5 分钟后代茶饮用。

功　效：顺气利水，清肺胃热。这款茶饮可以预防感冒，顺气助消化，能有效清除体内积郁的燥热之气，提神醒脑，恢复机体活力。

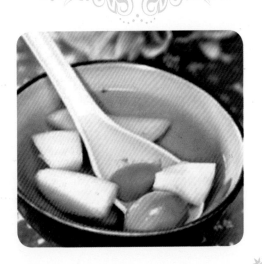

银耳

滋阴润肺安心神

别　　名 白木耳、雪耳、白耳子、银耳子。

性味归经 性平，味甘；归肺、胃、肾经。

建议食用量 干银耳每次约15克。

营养成分

蛋白质、碳水化合物、脂肪、粗纤维、胶质、银耳多糖、无机盐及少量维生素B类。

养肺原理

银耳被称为穷人的燕窝，它的口感、功效、颜色都和燕窝相似，价格便宜，更被老百姓喜欢。银耳中含有酸性异多糖，对支气管炎、肺部感染等有显著疗效。富含的天然特性胶质，加上它的滋阴作用，长期服用可以滋阴润肺，还可滋润皮肤。

食用疗效

银耳含有维生素D，能防止钙的流失，对生长发育十分有益，并富含酸性多糖和硒等微量元素，可以增强人体抗肿瘤的能力；银耳中的天然植物性胶质，有滋阴作用，长期服用可以润肤，并有祛除脸部黄褐斑、雀斑

的功效；银耳中的膳食纤维可助胃肠蠕动，减少脂肪吸收，从而达到减肥的效果；银耳能提高肝脏解毒能力，起保肝作用，对老年慢性支气管炎、肺源性心脏病也有一定疗效，还能增强肿瘤患者对放疗、化疗的耐受力。

生活实用小窍门

银耳以色泽黄白，鲜洁发亮，瓣大形似梅花，气味清香，带韧性，延展性好，无斑点杂色，无碎渣者为好。

食用宜忌

银耳宜用沸水泡发，泡发后应去掉未发开的部分，特别是那些呈淡黄色的东西。冰糖银耳含糖量高，睡前不宜食用，以免血黏度增高。炖好的甜品放入冰箱冰镇后饮用，味道更佳。

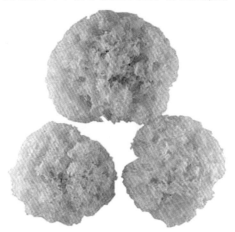

良方妙方

干银耳6克，糯米100克，冰糖10克，加水煮粥食用。适用于虚劳咳嗽，痰中带血，阴虚口渴。

养生食谱

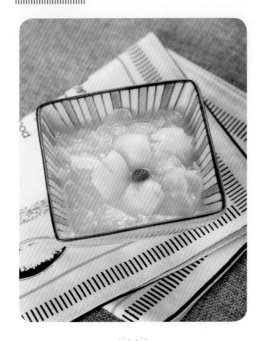

◆ 双米银耳粥

主　料：大米、小米各 30 克，水发银耳 20 克。

做　法：

1. 大米和小米分别淘洗干净备用。

2. 水发银耳去蒂，择洗干净，撕成小朵。

3. 锅内放水，加入大米、小米，大火煮沸后，放入银耳，转中火慢慢煮约 15 分钟，至银耳将溶之时关火即可。

功　效：健脾养胃，补中益气，消食化积，滋阴润燥。

◆ 百合银耳粥

主　料：百合 30 克，银耳 10 克，大米 50 克。

调　料：冰糖适量。

做　法：将银耳发开洗净，同大米、百合入锅中，加清水适量，文火煮至粥熟后，冰糖调服即可。

功　效：养阴润肺，健脾益气。

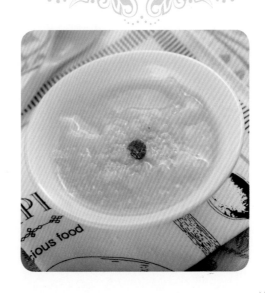

大白菜

除烦清热止咳喘

别　　　名 白菜，结球白菜。

性味归经 性平、微寒、味甘；归肠、胃经。

建议食用量 每餐 100 ~ 200 克。

营养成分

蛋白质、脂肪、碳水化合物、粗纤维、灰分、胡萝卜素、维生素 B_1、维生素 B_2、烟酸、维生素 C、钙、磷、铁、钾、钠、镁、氯、有硅、锰、锌、铝、硼、铜、镍、钼、硒等。

养肺原理

白菜古时又叫菘，有"菜中之王"的美名。民间也素有"鱼生火，肉生痰，白菜豆腐保平安"之说。中医认为，白菜具有除烦解渴、清热解毒、清热润肺的功效，对于肺热咳喘有很好的疗效。

食用疗效

白菜中的有效成分能降低人体胆固醇水平，增强血管弹性，可以有效预防动脉粥样硬化和某些心脑血管疾病。大白菜含有丰富的膳食纤维，不仅能促进胃肠蠕动，还具有降低血糖的作用。秋冬季节空气特别干燥，寒风对人的皮肤伤害极大，大白菜中含有丰富的水分和维生素 C、维生素 E，多吃大白菜，可以起到护肤养颜的效果。大白菜中还含有对人体有用的硅元素，能够将人体中超标的铝元素迅速转化为硅铝酸盐排出体外，可预防智力衰退、老年痴呆症等。

食用宜忌

大白菜在腐烂的过程中会产生毒素，所产生的亚硝酸盐能使人体血液中的血红蛋白丧失携氧能力，使人体发生严重缺氧，甚至有生命危险，所以腐烂的大白菜一定不能食用。

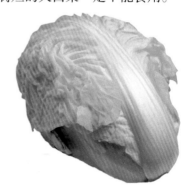

良方妙方

白菜适量，生萝卜 3 片，红糖适量。白菜、萝卜煎汤取汁，入红糖调味。1 日 1 剂，分 2 次服食。清热解毒，适用于风热感冒。

经典论述

《本草拾遗》："食之润肌肤，利五脏，且能降气，清音声。唯性滑泄，患痢人勿服。"

养生食谱

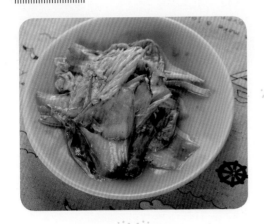

◆ 醋熘白菜

主　料：大白菜 300 克。

辅　料：香菜少许。

调　料：香油少许，植物油、香醋、精盐、鸡精、水淀粉各适量。

做　法：

1. 大白菜洗净，去叶留梗，切成厚片。

2. 锅置火上，加入适量水烧沸，放入大白菜焯水，倒入勺沥去水分。将香醋、鸡精、精盐、水淀粉加入碗中，调成均匀的味汁。

3. 锅内入油烧热，放入大白菜略煸炒后，倒入味汁，翻炒装盘，撒上香菜即成。

功　效：清热健胃，润肠排毒。

◆ 蒸白菜卷

主　料：白菜 250 克，猪肉(肥瘦)100 克，鸡蛋 2 个。

调　料：大葱、姜、料酒、鸡精、盐、淀粉、胡椒粉、香油各适量。

做　法：

1. 将大白菜叶放入沸水锅中焯一下，放入冷水中过凉，捞出备用；葱、姜切末备用；将猪肥瘦肉洗净后剁细成馅备用；

2. 将猪肉馅加入葱末、姜末、料酒、鸡精、精盐、胡椒粉、鸡蛋、香油搅至上劲；将烫好的大白菜摊开，包入搅好的猪肉馅成卷状；

3. 将包好的大白菜卷用旺火蒸5 分钟，取出装盘。

4. 将锅置于旺火上，倒入滗出的汤汁，再加入适量清水、精盐、鸡精，用湿淀粉勾芡，淋入葱姜汁，浇在大白菜卷上即可。

功　效：除烦解渴，通利肠胃，养胃生津。

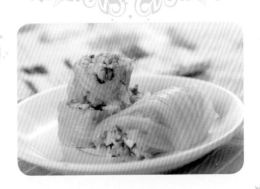

白梨

·3·滋阴养肺擅化痰

别　　　名	雪梨、香水梨、青梨。
性 味 归 经	性凉，味甘、微酸；归肺、胃经。
建议食用量	每天 1 ~ 2 个（200 ~ 300 克）。

营养成分

蛋白质、脂肪、维生素 B_1、维生素 B_2、维生素 C、钙、磷、铁、胡萝卜素、葡萄糖、果糖、蔗糖、有机酸等。

养肺原理

中医认为梨具有滋肺清心、化痰止咳、退热、解毒疮等功效，对肺病咳嗽痰稠或无痰、咽喉发痒干痛、慢性支气管炎、肺结核患者有很好的疗效。

食用疗效

梨中含有丰富的维生素和矿物质。梨鲜嫩多汁，86% 都是水分，能促进食欲，祛痰止咳，对咽喉有养护作用。

梨性凉并能清热镇静，改善头晕目眩等症状；梨中的果胶含量很高，有助于消化、通利大便。梨含有大量的水和有机酸等物质，有降火解暑的功效，十分有利于保持大小便畅通，是天热时补充水分和营养的佳品。

食用宜忌

宜食：适宜心脏病、肝炎、口渴、支气管炎、高血压者食用。

忌食：腹泻、胃寒者少食或不食。

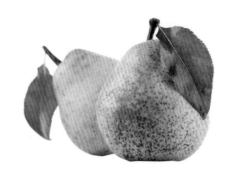

良方妙方

1. 白梨 100 克（去皮、核）、冰糖 20 克。将冰糖压粉，撒在切碎的白梨上，拌匀后即可食用。本品能润肺生津止咳。适用于治疗燥热犯肺邪退津伤的患者。

2. 梨子 1 个，川贝母 10 克。梨子去皮切片，川贝母打碎，加入糖少许，共炖汤服。适用于老年慢性支气管炎之痰热壅肺、肺阴不足型之干咳少痰症。

经典论述

1.《本草通玄》："生者清六腑之热，熟者滋五脏之阴。"

2.《本草求原》："梨汁煮粥，治小儿疳热及风热昏躁。"

3.《本草纲目》："润肺凉心，消痰降火，解疮毒酒毒。"

养生食谱
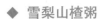

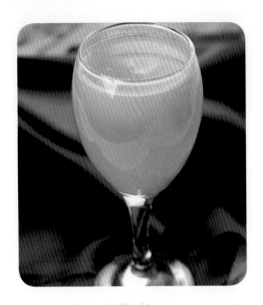

◆ 雪梨山楂粥

主　料：雪梨1个，大米50克，山楂30克。

调　料：白糖适量。

做　法：

1.大米清洗干净后，放入冰柜冰冻2个小时后，小火熬粥。

2.雪梨、山楂分别洗净，去核，切丁。

3.砂锅置火上，加入适量清水，放入大米煮粥。

4.将雪梨山楂倒入砂锅粥内，煮沸即可。

功　效：生津润燥，清热化痰，消积化滞。

◆ 雪梨汁

主　料：雪梨1个。

调　料：冰糖适量。

做　法：

1.雪梨洗净，去皮去核切成小块。

2.放入榨汁机，加适量白开水及冰糖，榨成果汁即可。

功　效：养阴生津，润肺止咳。对肺燥、肺虚、风寒劳累所致的咳喘有很好的辅助治疗作用。

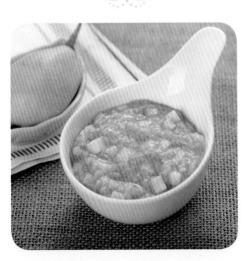

大米

清肺化痰壮筋骨

别　　　名　粳米、硬米、稻米。

性味归经　性平，味甘；归脾、胃经。

建议食用量　每餐 50 ~ 100 克。

营养成分

蛋白质、脂肪、碳水化合物、粗纤维、钙、磷、铁、维生素 B_1、维生素 B_2、烟酸、蛋氨酸、缬氨酸、亮氨酸、异亮氨酸、苏氨酸、苯丙氨酸、色氨酸、赖氨酸、谷维素、花青素等。

养肺原理

《本草纲目》记载："大米可健壮筋骨，益肠胃、通血脉，调和五脏。"大米多食能令人"强身好气色"。大米富含钙，磷等元素，做成粥食用，可以清肺化痰，对于肺虚咳喘有一定的食疗功效。

食用疗效

大米中各种营养素含量虽不是很高，但因食用量大，具有很高营养功效，所以是补充营养素的基础食材。大米粥和米汤都是利于幼儿和老年人消化吸收的营养食品。大米所含的植物蛋白质可以使血管保持柔韧性，所含的水溶性膳食纤维可以防治便秘。糙米富含矿物质、维生素和膳食纤维，是很好的保健食品。

食用宜忌

一般人群均可食用，是老弱妇孺皆宜的食物，病后脾胃虚弱或烦热口渴的病人更为适宜。大米多用来煮粥、蒸米饭，以这种形式进食最容易消化吸收，也能加强和改善胃的功能，有益于营养的利用。在煮米粥时，切记不要加碱，否则会对大米中的维生素造成破坏。

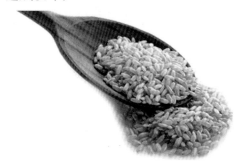

良方妙方

杏仁（去皮）20 个左右，大米 50克。加工时先煮粥，快熟时加入杏仁继续煮至熟，然后加少许白糖或食盐。该粥可以止咳定喘、祛痰润燥。

经典论述

1.《名医别录》："主益气，止烦，止泄。"

2.《食鉴本草》："补脾，益五脏，壮气力，止泻痢。"

养生食谱

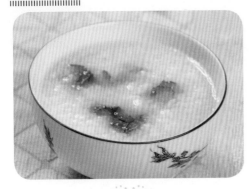

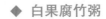

◆ 白果腐竹粥

主　料：大米、白果仁各100克。

辅　料：腐竹适量。

调　料：盐适量。

做　法：

1.大米洗好，用少许盐、油腌半小时以上，将腌好的大米以及白果倒入压力锅内。

2.注入半锅清水大火煮沸。约半小时熄火，待锅里汽排完了后，打开锅盖继续大火煮沸。

3.将洗泡过的腐竹加入一起煮沸，煮约5分钟熄火，食前放少许盐即可。

功　效：养胃，清肺热，固肾气。

◆ 荠菜粥

主　料：鲜嫩荠菜100克，粳米100克。

调　料：白糖、精盐、植物油各适量。

做　法：

1.将荠菜洗净，切碎，压轧取汁（或用白净布绞汁），粳米淘洗净。

2.将粳米放入锅内，加水适量，先用大火烧沸，转为小火熬煮到米熟，下入白糖、食油、精盐、菜汁，继续用小火熬煮到米烂成粥，即可食用。

功　效：补虚健脾，明目止血。适用于慢性肾炎，肺、胃出血，便血，尿血，视网膜出血、暑热伤阴等。

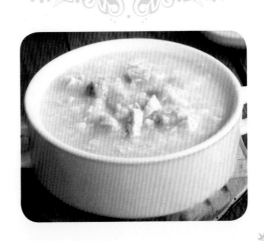

冬瓜

❸➤ 清肺热化痰浊

别　　　名 白瓜、枕瓜、东瓜。

性 味 归 经 性凉，味甘；归肺、大肠、小肠、膀胱经。

建议食用量 每天 100 ~ 500 克。

营养成分

蛋白质、糖、粗纤维、灰分、钙、磷、铁、胡萝卜素、硫胺素、核黄素、烟酸、维生素 C 等。

养肺原理

据《神农本草经》记载：冬瓜有清肺热化痰、清胃热除烦止渴、祛湿解暑、消除水肿之功效。在我国民间冬瓜也常用于治疗肺热咳嗽、水肿胀满、暑热烦闷等。

食用疗效

冬瓜含有的膳食纤维可以帮助消化，且含维生素 C 和钾盐较多。钠盐含量较低，高血压、肾脏病、浮肿病等患者食之，可达到消肿的作用；冬瓜维生素中以抗坏血酸、硫胺素、核黄素及烟酸含量较高，具防治癌症效果的维生素 B_1，在冬瓜子中含量相当丰富；矿质元素有钾、钠、钙、铁、锌、铜、磷、硒等 8 种，其中含钾量显著高于含钠量，属典型的高钾低钠型蔬菜，对需进食低钠盐食物的肾脏病、高血压、浮肿病患者大有益处，其中元素硒还具有抗癌等多种功能；含有除色氨酸外的 8 种人体必需氨基酸，谷氨酸和天门冬氨酸含量较高，还含有鸟氨酸和 γ- 氨基丁酸以及儿童特需的组氨酸；冬瓜不含脂肪，膳食纤维高达 0.8%，营养丰富而且结构合理，营养质量指数计算表明，冬瓜为有益健康的优质食物。

饮食宝典

将冬瓜子晒干研细末，调入牛奶、豆浆或其他食品中，每日早晚各服一次，每次 6 ~ 10 克，连续服食两个月，可令皮肤白皙、细腻光滑，起到延缓衰老之功效。

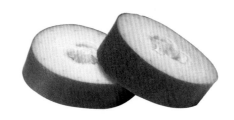

良方妙方

赤小豆 150 克，冬瓜 250 克。共煎汤。常服有效。利尿解毒。适用于肾炎之水肿。

经典论述

《滇南本草》："性平和，味甘淡。治痰吼，气喘，姜汤下。又解远方瘴气，又治小儿惊风。"

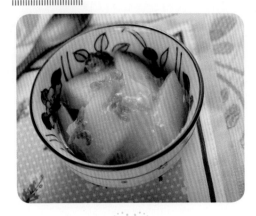

◆ 海米冬瓜

主　料：冬瓜 350 克。

辅　料：海米 15 克。

调　料：葱姜 5 克，盐 4 克，鸡粉 3 克，水淀粉 20 克，香油 2 克。

做　法：

1.将冬瓜去皮改刀成长 5 厘米的条。

2.海米用水泡发好。

3.锅内放入少许油，放入葱、姜、海米煸香，放冬瓜烹料酒、盐、鸡粉、胡椒粉，加少许水调好味，炖至冬瓜软烂汤汁浓稠后，勾少许欠淋香油即可。

功　效：清热毒，利排尿，止渴除烦，补钙。

◆ 奶油冬瓜球

主　料：冬瓜 500 克，炼乳 20 克，熟火腿 10 克。

调　料：精盐、鲜汤、香油、水淀粉、味精各适量。

做　法：

1.冬瓜去皮，洗净削成见圆小球，入沸水略煮后，倒入冷水使之冷却。

2.将冬瓜球排放在大碗内，加盐、味精、鲜汤上笼用武火蒸 30 分钟取出。

3.把冬瓜球复入盆中，汤倒入锅中加炼乳煮沸后，用水淀粉勾芡。冬瓜球入锅内，淋上香油搅拌均匀，最后撒上火腿末出锅即成。

功　效：清热解毒，生津除烦，补虚损，益脾胃。

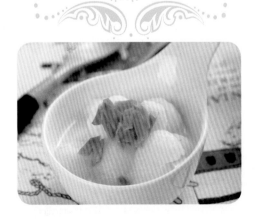

第二节　辛味食物宣肺气

生姜

●──❀➤温肺止咳祛风寒

别　　　名 姜、黄姜、均姜。

性 味 归 经 性微温，味辛；归脾、胃、肺经。

建议食用量 每餐10克左右。

营养成分

蛋白质、姜油酮、姜辣素、淀粉、多种维生素、胡萝卜素、钙、铁、磷等。

养肺原理

民间有"冬吃萝卜夏吃姜，一年四季保健康"的话，还有"生姜治百病"的说法，它是中医养生经常使用的药用食材。中医认为,生姜具有祛痰止呕、温肺止咳的功效，对肺寒咳嗽，外感风寒都有一定的食疗功效。

食用疗效

姜具有解毒杀菌的作用，日常我们在吃松花蛋或鱼蟹等食物时，通常会放一些姜末、姜汁来提味和杀菌。

人体在进行正常新陈代谢时，会产生一种有害物质——氧自由基，促使人体出现病症和衰老。姜中的姜辣素进入体内后，能产生一种抗氧化酶，它有很强的对付氧自由基的本领，比维生素E还要强得多。所以，吃姜能抗衰老，老年人常吃生姜可除"老年斑"。姜的提取物能刺激胃黏膜，引起血管运动中枢及交感神经的反射性兴奋，促进血液循环，振奋胃功能，达到健胃、止痛、发汗、解热的作用。姜的挥发油能增强胃液的分泌和肠壁的蠕动，从而帮助消化；姜中分离出来的姜烯、姜酮的混合物有明显的止呕吐作用。姜提取液具有显著的抑制皮肤真菌和杀死阴道滴虫的功效，可治疗各种痈肿疮毒。

食用宜忌

烂姜、冻姜不要吃，因为姜变质后会产生致癌物。

由于姜性温，有解表功效，所以只能在受寒的情况下作为食疗应用。

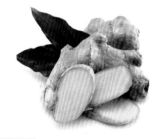

良方妙方

生姜10克,红糖15克。生姜切丝，以沸水冲泡，加盖焖5分钟左右，再放入红糖，调匀即成。趁热顿服，1日1次。服食后宜卧床，盖被取汗。疏散风寒，健中和胃。适用于风寒感冒。

养生食谱

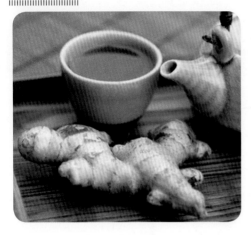

◆ **姜枣粥**

主　料：生姜 50 克，大枣 100 克，淀粉适量。

调　料：白糖 20 克。

做　法：

1. 鲜生姜去皮然后榨汁待用，大枣洗净去核待用。

2. 锅内加适量的水烧沸后加大枣，入姜汁、白糖搅匀，水淀粉勾芡即可。

功　效：温胃散寒，养血安神。适宜于脾胃虚寒型溃疡患者平时调理。

◆ **核桃葱姜茶**

主　料：葱白、生姜各 25 克，核桃仁 10 克，红茶 15 克，蜂蜜适量。

做　法：

1. 将核桃仁捣烂；葱白、生姜切丝，与核桃仁一同放入热水瓶中。

2. 加入红茶，用热水冲泡 10 分钟，加入蜂蜜即可。

3. 每日 1 剂，不拘时，代茶饮。

功　效：发汗解表，补胃温肺。适宜患有肺气虚弱、慢性咳嗽气喘、外感风寒、全身酸痛、鼻清涕等症者饮用。但上火、体质阴虚者不宜饮用。

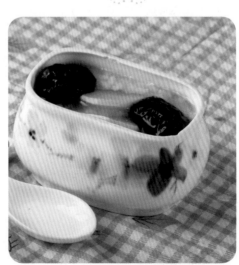

大蒜

天然抗生素养护肺

别　　　名 蒜头、大蒜头、胡蒜。
性 味 归 经 性温，味辛；归脾、胃、
　　　　　肺经。
建议食用量 每餐 20 ~ 50 克。

营养成分

蛋白质、脂肪、碳、水化合物、挥发油、钙、磷、铁、维生素 C、硫胺素、核黄素、烟酸、蒜素、柠檬醛、硒、锗等微量元素。

养肺原理

大蒜是餐桌上一种最常见的食物，既可以生吃，也可以调味，还能防病健身，常被人们誉为天然抗生素。它有养肺护肺、祛痰止咳的功效，常吃对于肺结核有很好的食疗功效。

食用疗效

大蒜含有的蒜辣素等成分能降低胆固醇和甘油三酯在血液中的浓度，并能减少肝脏合成胆固醇。对有益的高密度脂蛋白有增加作用，使人患冠心病的危险大为减少。大蒜还可阻止血小板凝聚，稀释血液，防止血栓形成。大蒜还含有丰富的微量元素硒，有益于防止心血管疾病。

大蒜有明显的抗炎灭菌作用，尤其对上呼吸道和消化道感染、霉菌性角膜炎、隐孢子菌感染有显著的功效。另据研究表明，大蒜中含有一种叫"硫化丙烯"的辣素，其杀菌能力可达到青霉素的十分之一，对病原菌和寄生虫都有良好的杀灭作用，可以起到预防流感、防止伤口感染、治疗感染性疾病和驱虫的功效。

食用宝典

发了芽的大蒜食疗效果甚微，腌制大蒜不宜时间过长，以免破坏有效成分。

大蒜中的辣素怕热，遇热后很快分解，其杀菌作用降低，因此，预防和治疗感染性疾病应该生食大蒜。

良方妙方

大蒜头、生姜各 15 克，红糖适量。大蒜头、生姜均切片，加水 250 毫升，煮至 150 毫升，入红糖调味。每晚临睡前 1 次饮服。祛风散寒。适用于风寒感冒。

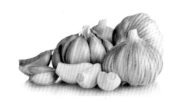

经典论述

《名医别录》："散痈肿魇疮，除风邪，杀毒气。"

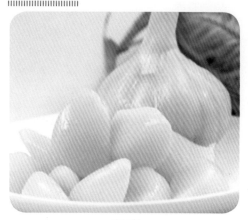

◆ 白糖蒜

主　料：大蒜1000克，精盐、白糖各适量。

做　法：

1.将大蒜洗净后放入清水中浸泡5天，每天换1次水，以减少部分辣味。

2.将精盐、白糖放入开水中溶化晾凉。与大蒜一起装坛封口，每天摇动1次，每周开口通风1次，腌渍2个月后即可食用。

功　效：抗菌，抑制病毒，对痢疾、腹泻有防治之效。适用细菌性痢疾、食物中毒、腹泻等病人。同时用大蒜液灌肠，对痢疾疗效更佳。独蒜优于普通大蒜。

◆ 蒜泥蚕豆

主　料：鲜蚕豆250克，大蒜25克。

调　料：酱油、盐、醋各适量。

做　法：

1.蒜去皮，捣成泥，放入酱油、盐、醋，搅拌成蒜泥调味汁。

2.将蚕豆洗净，去壳，放入凉水锅内，大火煮沸后改用中火煮15分钟至酥而不碎，捞出沥水。

3.将蚕豆放入盘内，浇上蒜泥调味汁，搅拌均匀即可。

功　效：健脾和胃，祛痰止咳。

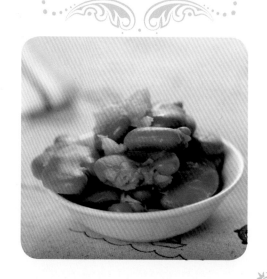

葱白

解表散寒治感冒

别　　　名 大葱、葱茎白、葱白头。
性味归经 辛，温；入肺、胃经。
建议食用量 每餐 5 ～ 10 克。

营养成分

脂肪、糖类、挥发油、胡萝卜素、维生素、烟酸、钙、镁、铁等成分。

养肺原理

俗话说，大葱蘸酱，越吃越胖。葱含有很多营养，对人体有益。中医认为，葱白具有解表散寒和较强的杀菌作用，适用于怕冷发热、恶寒头痛肢冷的感冒患者治疗和日常保健。

食用疗效

葱中含有大量的维生素 C 和钾元素，有舒张小血管、促进血液循环的作用，有助于防止血压升高所致的头晕，使大脑保持灵活和预防老年痴呆。葱含有具刺激性气味的挥发油和辣素，能祛除菜肴中的腥膻等异味，产生特殊香气，并有较强的杀菌作用，可以刺激消化液的分泌，增进食欲。挥发性辣素通过汗腺、呼吸道、泌尿系统排出时轻微刺激相关腺体的分泌，而起到发汗、祛痰、利尿作用。

食用宜忌

表虚多汗者忌服。葱不可与蜂蜜、大枣、杨梅和野鸡一同食用。在服用中药地黄、常山、首乌之时，也忌食葱。

良方妙方

1. 葱白（带须）30 ～ 50 克，生姜 3 片，红糖适量。将葱白洗净与姜共煮汁，去渣，加红糖适量，温服。1 日 1 剂，服汤后盖被发汗。祛风散寒。适用于外感风寒，可缓解无汗身痛、头痛鼻塞等。

2. 葱白粥来源于《济生秘览》，先煮粳米，待粳米将熟时把切成段的葱白 2 ～ 3 茎及白糖放入即可。具有解表散寒、和胃补中的功效。适用于风寒感冒，头痛鼻塞，身热无汗，面目浮肿，消化不良，痈肿等病症。

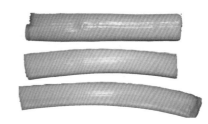

经典论述

1.《本草经疏》："葱，辛能发散，能解肌，能通上下阳气，故外来怫郁诸证，悉皆主之。"

2.《本草纲目》："葱，所治之症，多属太阴、阳明，皆取其发散通气之功。通气故能解毒及理血病。气者，血之帅也，气通则血活矣。"

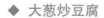

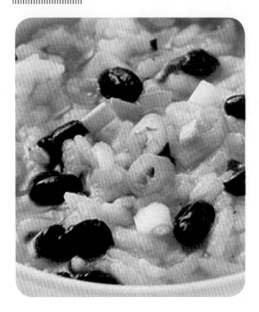

◆ 大葱炒豆腐

主　料：大葱200克、豆腐300克。

调　料：食用油、姜、蒜、面酱、剁椒、生抽、老抽、鸡精各适量。

做　法：

1.豆腐切成小方块，放入沸水焯一下去除豆腥味；姜、蒜切碎，葱切段备用。

2.炒锅上火，倒入食用油烧热，煸香姜蒜末；放入面酱和剁椒煸香。

3.放入豆腐煸炒，调入生抽、老抽、鸡精翻炒均匀，放入大葱翻炒两下即可出锅。

◆ 葱豉粳米粥

主　料：粳米50克，葱白3根，豆豉20克。

调　料：精盐、味精各适量。

做　法：

先将粳米淘净加水煮沸，再入豆豉共煮。待米将熟时，加入葱白，煮至粥成时，再用少许精盐、味精调味。

功　效：解表散寒，祛风止痒。

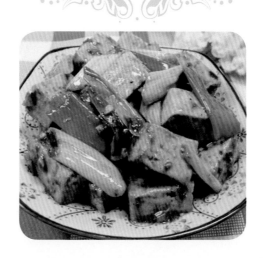

第三节　润肺养肺食材

丝瓜

❋ 祛风化痰擅清热

别　　　名 天罗、绵瓜、布瓜、天络瓜。

性味归经 性凉，味甘；归肝、胃、肺经。

建议食用量 每餐 100～300 克。

营养成分

蛋白质、脂肪、碳水化合物、钙、磷、铁及维生素 B_1、维生素 C，还有皂苷、植物黏液、木糖胶、丝瓜苦味质、瓜氨酸等。

养肺原理

丝瓜是不可多得的美容佳品，有"美人水"之称。中医认为，丝瓜性凉，味甘，具有清热化痰、凉血解毒之功效，可治疗诸如痰喘咳嗽、身热烦渴、便血等病症。

食用疗效

丝瓜中含防止皮肤老化的 B 族维生素、增白皮肤的维生素 C 等成分，能保护皮肤、消除斑块，使皮肤洁白、细嫩，是不可多得的美容佳品，故丝瓜汁有"美人水"之称。女士多吃丝瓜对调理月经也有帮助。丝瓜藤茎的汁液具有保持皮肤弹性的特殊功效，能美容去皱；丝瓜提取物对乙型脑炎病毒有明显的预防作用。在丝瓜组织培养液中还提取到一种具抗过敏作用的物质。中医认为丝瓜性味甘凉，有清暑凉血、解毒通便、祛风化痰、下乳汁等功效。

饮食宝典

丝瓜的味道清甜，烹制丝瓜时应尽量保持清淡，烹煮时不宜加酱油和豆瓣酱等口味较重的酱料，以免抢味。油要少用，可勾薄芡，用味精或胡椒粉提味，这样才能突出丝瓜香嫩爽口的特点。

良方妙方

苦丝瓜、牙皂荚并烧灰，等分。油调搽，治肺热面疮。(《本草纲目》引《摘玄方》)

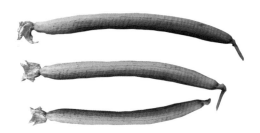

经典论述

《本经逢原》："丝瓜嫩者寒滑，多食泻人。"

养生食谱

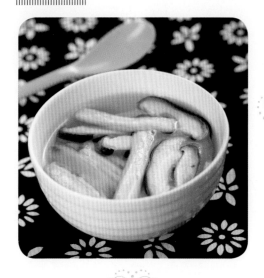

◆ **丝瓜香菇汤**

主　料：丝瓜 250 克，香菇 100 克。

调　料：葱、姜、味精、盐各适量，植物油少许。

做　法：

1. 将丝瓜洗净，去皮棱，切开，去瓤，再切成段；香菇用凉水发后，洗净。

2. 起油锅，将香菇略炒，加清水适量煮沸 3～5 分钟，入丝瓜稍煮，加葱、姜、盐、味精调味即成。

功　效：清热解毒消暑。

◆ **虾仁炒丝瓜**

主　料：虾仁 150 克，丝瓜 250 克，红椒 20 克，鸡蛋 1 只。

调　料：盐、鸡粉、料酒、水淀粉、香油、葱、姜各适量。

做　法：

1. 将丝瓜去皮去瓤改刀成象眼片，红椒改刀成象眼片。

2. 将虾仁粘去水分少许盐、料酒、鸡蛋清、淀粉上浆拉油。

3. 内留底油煸香葱、姜，放滑好的虾仁、丝瓜、红椒，加盐、鸡粉、胡椒粉调好味，勾少许欠点入香油即可。

功　效：滋肺阴，补肾阳。用于治疗热病身热烦渴、痰喘咳嗽、肠风痔漏、崩漏、带下、血淋、疗疮痈肿、妇女乳汁不下等病症。

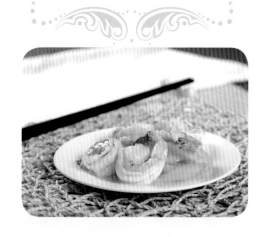

莲藕

清热生津又养阴

别　　　名	连菜、藕、菡萏、芙蕖。
性 味 归 经	性寒，味甘、涩；归心、脾、胃经。
建议食用量	每餐100～200克。

营养成分

蛋白质、脂肪、碳水化合物、粗纤维、灰分、钙、磷、铁、胡萝卜素、硫胺素、核黄素、烟酸、抗坏血酸等。

养肺原理

中医认为，吃藕能起到养阴清热、润燥止渴、清心安神的功效，对于肺结核、肺热咳嗽等症有一定的疗效。

食用疗效

具有清热生津、凉血、活血散瘀、健脾益胃、润五脏、提高抗超氧化物歧化酶（SOD）活性、净化血液、降低血压、降低血脂、防止血栓形成及防癌、抗癌、解酒毒功能，对防治暑热烦渴、脾虚久泻、大便带血及胃、十二指肠溃疡、高血压、高血脂、动脉硬化、血栓形成、癌肿、酒精中毒等症，有较好的食疗功效。

食用宜忌

宜食：老幼妇孺、体弱多病者尤宜，特别适宜高热、高血压、肝病、食欲不振、缺铁性贫血、营养不良者。

忌食：莲藕性寒，生吃清脆爽口，但碍脾胃。脾胃消化功能低下、大便溏泄者不宜生吃。

良方妙方

1. 藕汁、梨汁各半盏，和服，治上焦痰热。（《简便单方》）

2. 鲜藕250克，洗净切片，加糖适量，煎汤代茶饮，防暑。

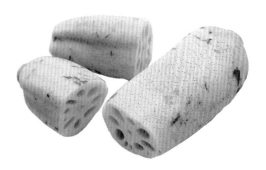

经典论述

1. 《日用本草》：“清热除烦。凡呕血、吐血、瘀血、败血，一切血证宜食之。”

2. 《本草纲目》：“藕节止血；莲心清热，安神；莲须固精止血；莲房止血，祛瘀；荷梗通气宽胸，通乳；荷叶清暑，解热；荷蒂安胎，止血；荷花清暑止血。”

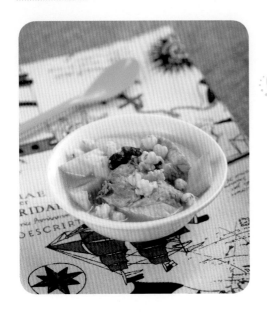

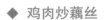

◆ 鸡肉炒藕丝

主　料：鸡肉 50 克，莲藕 200 克。

调　料：红辣椒、酱油、白砂糖、植物油各适量。

做　法：

1.将鸡肉切成丝，干辣椒和藕均切成丝，起锅放油烧热后放入干辣椒丝。

2.炒到有香味时，加鸡肉丝。

3.炒到收干时加藕丝，炒透后加酱油、糖调味，食用时置于盘内，四周用菜叶点缀。

功　效：补气补血，养肝明目。

◆ 莲藕薏米排骨汤

主　料：排骨 300 克，莲藕 100 克，薏米 20 克。

调　料：盐适量。

做　法：

1.莲藕洗净，切厚片，薏米洗净，排骨氽水。

2.水开后将材料全部放入，再改慢火煮 2 小时，最后放盐调味，即可。

功　效：利湿清热，益肺健脾。

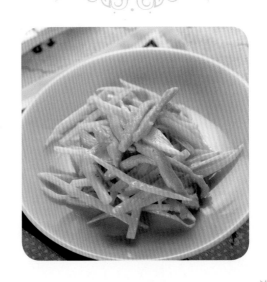

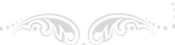

竹笋

清热化痰又除烦

别　　　名　笋、毛笋、竹芽、竹萌。

性味归经　性微寒，味甘；归胃、
　　　　　　肺经。

建议食用量　每餐 100 ~ 250 克。

营养成分

蛋白质、氨基酸、脂肪、糖类、钙、磷、铁、胡萝卜素、维生素 B_1、维生素 B_2、维生素 C 等。

养肺原理

竹笋，即竹的嫩茎，柔嫩清香，滋味鲜美，历来被誉为"蔬中第一品"。中医认为竹笋具有滋阴凉血、清热化痰、解渴除烦等功效，对于痰热咳嗽、风热感冒都有一定的食疗作用。

食用疗效

竹笋的膳食纤维含量高，可延缓肠道中食物的消化和葡萄糖的吸收，有助于控制餐后血糖上升。此外，它的高含量纤维素在肠内可以减少人体对脂肪的吸收，减少与高血脂有关疾病的发病率；竹笋中植物蛋白、维生素及微量元素的含量均很高，有助于增强机体的免疫功能，提高防病抗病能力；竹笋含脂肪、淀粉很少，属天然低脂、低热量食品，是肥胖者减肥的佳品。

食用宜忌

竹笋含有丰富的粗纤维和草酸，患有胃溃疡、胃出血、肾炎、肝硬化、肠炎、尿路结石者，以及低钙、骨质疏松、佝偻病的人不宜多吃，以免影响钙的吸收。

温馨贴士

笋壳色泽鲜黄或淡黄略带粉红、完整且饱满光洁的质量较好。根部"痣"红的竹笋鲜嫩，节与节之间距离越近越嫩。鲜竹笋存放时不要剥壳，否则会失去清香味，放在阴凉干燥处即可。

良方妙方

鲜竹笋 60 克，煮熟切片，用粳米 50~100 克，以水适量同煮成稀粥，加猪脂、食盐调味食。本方专取竹笋滑大肠之功。可用于大肠有热，便结难通。

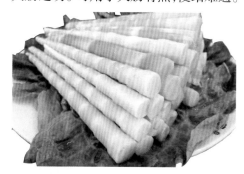

经典论述

《饮膳正要》："主消渴，利水道，益气，多食发病。"

养生食谱

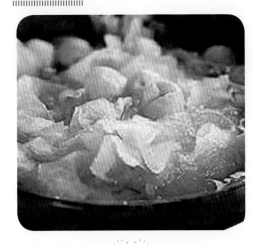

◆ 鲜嫩笋尖粥

主　料：大米 100 克，鲜笋尖 60 克，香菇 30 克。

调　料：香葱末 3 克，盐 5 克。

做　法：

1. 大米淘洗干净，备用；笋尖洗净，切斜段，焯水备用；香菇泡发，去蒂，切丝。

2. 锅中倒入适量水，放入大米煮开，转小火煮 20 分钟，加笋尖、香菇丝、香葱末、盐再煮约 10 分钟即可。

功　效：通血脉，化痰涎，消食胀。

◆ 竹笋银耳汤

主　料：鲜笋尖 60 克，银耳 30 克。

辅　料：莲子 20 克，鸡蛋 1 个。

调　料：盐 5 克。

做　法：

1. 先将竹笋洗净切片，银耳用水泡发去蒂，莲子去芯，鸡蛋打入碗中搅成糊。

2. 锅中放水煮沸，倒入鸡蛋糊，加入竹笋、银耳、莲子，用小火烧 5 分钟，加盐调味即可食用。餐前喝汤吃料，也可当减肥点心食用。

功　效：祛湿利水，润肺养颜。

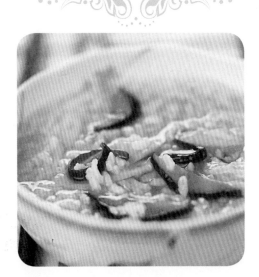

紫菜

化痰软坚兼养肺

别　　　名　索菜、子菜、甘紫菜、海苔。

性味归经　性寒，味甘、咸；入肺经。

建议食用量　每餐每餐干品5~15克。

营养成分

蛋白质、脂肪、碳水化合物、粗纤维、灰分、钙、磷、铁、胡萝卜素、硫胺素、核黄素、烟酸、抗坏血酸、碘等。

养肺原理

紫菜，是海中互生藻类的统称。中医认为，紫菜具有化痰软坚、养肺的作用。富含蛋白质、维生素和无机盐，对肺有益，适宜于慢性支气管炎、咳嗽者食用。

食用疗效

紫菜含紫菜多糖，有明显的抗凝血作用，并能显著降低全血黏度、血浆黏度，并且有明显的降血糖作用；紫菜营养丰富，含碘量很高，富含胆碱和钙、镁、铁，能增强记忆、治疗妇幼贫血，促进骨骼、牙齿的生长和保健；紫菜所含的多糖可增强细胞免疫和体液免疫功能，促进淋巴细胞转化，提高人体的免疫力。

食用宜忌

紫菜在食用前应用清水泡发，并换1～2次水以清除污染、毒素。若凉水浸泡后的紫菜呈蓝紫色，说明该菜在包装前已被有毒物所污染，这种紫菜对人体有害，不能食用。

良方妙方

1. 紫菜15克，蜂蜜适量。紫菜研末，备用。每次取紫菜末5克，以开水冲服，调入蜂蜜即成。1日1剂，冲服。清热化痰，润肺止咳。适用于支气管扩张。

2. 紫菜30克，萝卜1个，煮汤服。用紫菜治疗各种脓痰和咳嗽的方法是：将紫菜研成粉末，炼蜜为丸，每次在饭后服6克，日服2次，或干嚼紫菜也可。适用于肺热痰多。

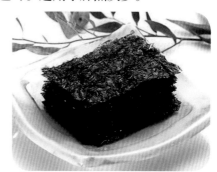

经典论述

1. 《本草纲目》："病瘿瘤脚气者宜食之。"

2. 《食疗本草》："下热气，若热气塞咽喉者，汁饮之。"

3. 《中药药理学》："干嚼之，治肺坏疽的起始吐臭痰者。"

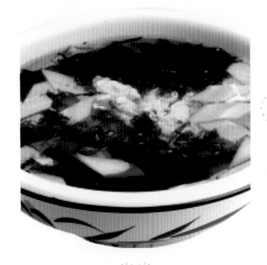

◆ 紫菜黄瓜汤

主　料：紫菜 10 克，黄瓜 100 克。

调　料：海米、精盐、味精、酱油、香油适量。

做　法：

1. 将黄瓜洗净切成菱形片状，紫菜、海米亦洗净。

2. 锅内加入清汤，烧沸后，投入黄瓜、海米、精盐、酱油，煮沸后撇去浮沫，下入紫菜，淋上香油，撒入味精，调匀即成。

功　效：清热益肾。

◆ 五色紫菜汤

主　料：紫菜 5 克，竹笋 10 克，豆腐 50 克，菠菜、水发冬菇 25 克。

调　料：酱油、姜末、香油各适量。

做　法：

1. 将紫菜洗净，撕碎；豆腐焯水，切块；冬菇、竹笋均洗净、切细丝；菠菜洗净，切小段。

2. 锅放入适量清水煮沸，下竹笋丝略焯，捞出沥水备用。

3. 另取一锅加水煮沸．下冬菇、竹笋、豆腐、紫菜、菠菜，放酱油、姜末，待汤煮沸时，淋少许香油即可。

功　效：清热利尿，补肾养心，降低血压，促进人体代谢等。

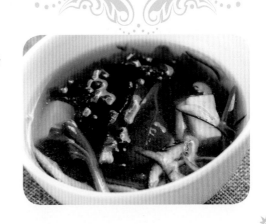

黄花菜

清热解毒又止血

别　　　名 金针菜、忘忧草、萱草花。

性味归经 性温，味甘；归肝、膀胱经。

建议食用量 每餐 30 ～ 50 克。

营养成分

蛋白质、脂肪、碳水化合物、钙、磷、胡萝卜素及多种维生素。

养肺原理

黄花菜具有清热解毒、止血生津的功效，对鼻出血、肺结核咯血、咽喉热痛都有一定的食疗作用。

食用疗效

我国《营养学报》曾评价黄花菜具有显著的降低动物血清胆固醇的作用。胆固醇是导致中老年疾病和机体衰退的重要因素之一，能够抗衰老而味道鲜美、营养丰富的蔬菜并不多，而黄花菜恰恰具备了这些特点。

常吃黄花菜还能滋润皮肤，增强皮肤的韧性和弹力，可使皮肤细嫩饱满、润滑柔软、皱褶减少、色斑消退。黄花菜还有抗菌免疫功能，具有中轻度的消炎解毒功效，并在防止疾病传染方面有一定的作用。

饮食宝典

鲜黄花菜中含有一种"秋水仙碱"的物质。该有毒成分在高温60℃时可减弱或消失，因此食用时，应先将鲜黄花菜用开水焯过，再用清水浸泡2个小时以上，捞出用水洗净后再进行炒食。这样秋水仙碱就能被破坏掉，食用鲜黄花菜就安全了。

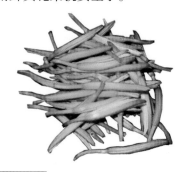

良方妙方

1. 摺叶萱草（黄花菜）根端膨大体 15 克，水煎服。治肺热咳嗽、腮腺炎、咽喉肿痛。

2. 黄花菜鲜根 30 克。上味洗净，水煎取汁，代茶饮用。清热利湿。适用于热蕴夹湿，阻遏中焦而引起的肾结石、黄疸、小便不利等症。

经典论述

1.《昆明民间常用草药》："补虚下奶，平肝利尿，消肿止血。"

2.《云南中草药选》："镇静，利尿，消肿。治头昏，心悸，小便不利，水肿，尿道感染，乳汁分泌不足，关节肿痛。"

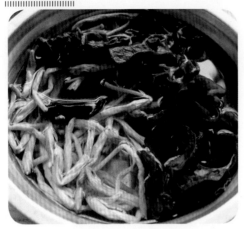

◆ 黄花木耳汤

主　料：干黄花 30 克，黑木耳 20 克。

调　料：盐、鸡精各 5 克，葱花适量，胡椒粉、味精各少许。

做　法：

1. 黄花泡发，洗净去根；木耳用温水泡发好，撕成小朵。

2. 锅置火上，倒油烧热，炒香葱花，放入黄花、木耳翻炒片刻，倒入适量清水煮开至熟，加盐、味精调味即可。

功　效：益气润肺，养血驻颜。

◆ 马齿苋黄花汤

主　料：干黄花菜 50 克，马齿苋 100 克。

调　料：盐 5 克，蒜片适量，味精、鸡精各少许。

做　法：

1. 干黄花菜泡发后，切去根部杂质；马齿苋洗净，切长段。

2. 锅中放入适量水烧开，放入黄花菜用中小火煮开，快熟时放入马齿苋、蒜片同煮，加盐、味精、鸡精调味即可。

功　效：清热解毒消炎。

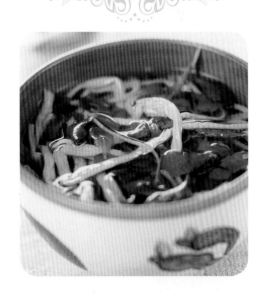

枇杷

止渴下气润五脏

别　　　名 芦橘、金丸、芦枝。

性 味 归 经 味甘、酸，性凉；归肺、
　　　　　　脾经。

建议食用量 每日 10 ~ 30 克。

营养成分

脂肪，糖，蛋白质，纤维素，果胶，鞣质，灰分（钠、钾、铁、钙、磷）及维生素 B_1、C。又含隐黄素、β-胡萝卜素等色素。

养肺原理

枇杷与大部分果树不同，在秋天或初冬开花，果子在春天至初夏成熟，比其他水果都早，因此称为"果木中独备四时之气者"。中医认为枇杷果实有润肺、止咳、止渴的功效。另外枇杷花和枇杷叶都可以入药治疗肺脏疾病。

食用疗效

枇杷中所含的有机酸，能刺激消化腺分泌，对增进食欲、帮助消化吸收、止渴解暑有相当的作用；枇杷中含有苦杏仁苷，能够润肺止咳、祛痰，治疗各种咳嗽；枇杷果实及叶有抑制流感病毒作用，常吃可以预防四时感冒；

枇杷叶可晾干制成茶叶，有泄热下气、和胃降逆之功效，为止呕之良品，可治疗各种呕吐呃逆。

食用宜忌

肺痿咳嗽、胸闷多痰、劳伤吐血者及坏血病患者尤其适合食用；

脾虚泄泻者、糖尿病患者要忌食。

良方妙方

1. 鲜枇杷肉 60 克，冰糖 30 克。煎煮液泡茶饮用，治肺热咳嗽。

2. 取枇杷叶、牛蒡子、菊花、桑白皮、苦杏仁各 9 克，煎服即可，治风热咳嗽。

3. 鲜枇杷 3 枚，紫苏、绿茶各 3 克。用前二味药的煎煮液泡茶饮用。可加冰糖。具有清肺止咳、止渴、下气之效。

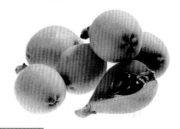

经典论述

1.《本经逢原》："必极熟，乃有止渴下气润五脏之功。若带生味酸，力能助肝伐脾，食之令人中满泄泻。"

2.《日华子本草》："治肺气，润五脏，下气，止呕逆，并渴疾。"

3.《滇南本草》："治肺痿痨伤吐血，咳嗽吐痰，哮吼。又治小儿惊风发热。"

养生食谱

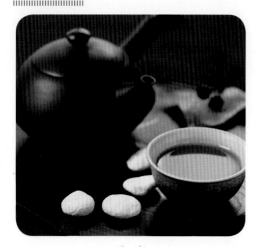

◆ 枇杷蜂蜜饮

主　料：枇杷5个，蜂蜜适量。

做　法：

将枇杷洗净，去皮，去子，切成丁。将处理好的枇杷放入榨汁机中，倒入凉开水榨汁。根据个人口味，加适量蜂蜜调味即可。

功　效：润肺止咳。

◆ 清热止嗽茶

主　料：芦根10克，甘菊花、霜桑叶、炙枇杷叶各9克，生地黄5克，枳壳5克，陈皮、黄芩各3克。

做　法：

1. 将甘菊花、霜桑叶、炙枇杷叶、芦根、陈皮、黄芩、生地黄、枳壳研成粗末。

2. 加水煎煮10分钟后去渣取汁即可饮用。

3. 每日1剂。

功　效：疏风清热，止咳化痰。适宜患有发热恶寒、头痛、咳嗽、咳痰、口渴咽痛者饮用。但患有风寒感冒者不宜饮用。

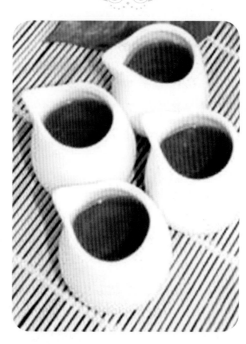

金橘

化痰生津能消食

别　　　名 洋奶橘、牛奶橘、金枣、
　　　　　　金弹、金丹、金柑。
性味归经 性温，味辛、甘、酸；
　　　　　　归肝、肺、脾、胃经。
建议食用量 每次 30 ~ 50 克。

营养成分

金橘果实含金柑苷；果皮含维生素 C；果肉含有机酸，主要有枸橼酸、异枸橼酸、苹果酸、类胡萝卜素、维生素 C、维生素 B_1 和氨基酸等。另含无机元素钙、镁、钠、钾、磷等。

养肺原理

金橘具有行气解郁、消食化痰、生津利咽的作用，可治疗咽喉肿痛、咳嗽痰多、烦渴等病症。常食金橘，还可增强机体的抗寒能力，防治感冒。

食用疗效

金橘果实含丰富的胡萝卜素，可预防色素沉淀、增进皮肤光泽与弹性、减缓衰老、避免肌肤松弛生皱；也可预防血管病变及癌症，能理气止咳、健胃、化痰、预防哮喘及支气管炎；金橘含维生素 P，是维护血管健康的重要营养素，能强化微血管弹性，可作为高血压、血管硬化、心脏疾病之辅助调养食物。

金橘 80% 的维生素 C 都存于果皮中，果皮对肝脏之解毒功能、眼睛的养护、免疫系统之保健皆颇具功效，而且金橘的果皮比果肉甜。

食用宝典

金橘的果皮和果肉要一起食用，咀嚼后，喉间津润、满口生香。金橘除鲜食外，也可泡茶饮用。一个较大的用途是加工成白糖金橘饼、甘草金橘饼、果酱、橘皮酒、金橘汁等。果皮还可提取芳香油。

良方妙方

1. 金橘 5 个，生姜 3 片，若湿重可加藿香 10 克。金橘拍破，同生姜用沸水浸泡后饮用。有宣肺解表的功效。

2. 金橘 50 个，白萝卜 1 个，两者洗净，共同榨汁口服。有下气化痰止咳的功效。

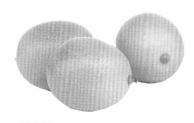

经典论述

1.《本草纲目》："下气快膈，止渴解酲，辟臭。皮尤佳。"

2.《随息居饮食谱》："醒脾，辟秽，化痰，消食。"

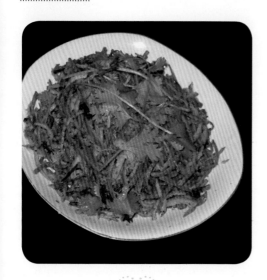

◆ 金橘甜绿茶

主　料：金橘 50 克，枸杞子 10 克，绿茶 1 小包。

辅　料：冰糖 1 小匙。

做　法：

1. 枸杞子洗净，用水泡软；金橘洗净，一起放入果汁机中，加入冷开水 500 毫升，搅拌成泥。

2. 倒入锅中，用小火煮滚，放入冰糖，煮至溶化后熄火。

3. 在杯中放入绿茶茶包，冲入做法 2 的汤汁，约 3 分钟后，取出茶包，搅拌均匀，即可饮用。

功　效：润肺生津。

◆ 凉拌橘皮丝

主　料：鲜橘皮 2 ~ 3 个。

调　料：白糖 2 勺。

做　法：

1. 鲜橘皮切细丝，放入碗内，入屉略蒸 10 分钟左右。

2. 取出放凉，拌入 2 勺白糖。每天 1 次，连服 10 ~ 15 天。

功　效：润肺，止咳，化痰。

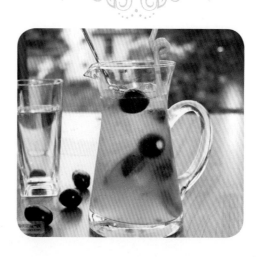

甘蔗

清热生津止咳喘

别　　　名	薯蔗、干蔗、竿蔗、糖梗、糖祯、糖蔗、接肠草、甘枝。
性味归经	甘，寒；归肺、胃经。
建议食用量	每次 50 ~ 150 克。

营养成分

蛋白质、脂肪、碳水化合物、膳食纤维、维生素 A、胡萝卜素、维生素 C、维生素 B$_2$、天门冬氨酸、谷氨酸、丝氨酸、丙氨酸、钙、磷、铁等。

养肺原理

唐代诗人王维在《樱桃诗》中写道："饱食不须愁内热，大官还有蔗浆寒。"将甘蔗的功效表现得淋漓尽致。甘蔗具有清热解毒、生津止渴、和胃止呕、润阴润燥、润肺润喉的功效，对肺燥引发的咳嗽气喘等病症有一定的疗效。

食用疗效

甘蔗不仅是冬令佳果，而且还是防病健身的良药，有滋养润燥之功，适用于低血糖症、心脏衰弱、津液不足、咽喉肿痛、大便干结、虚热咳嗽等病症；甘蔗含糖多，甘蔗糖类有抑制癌细胞

的作用；同时咀嚼甘蔗，对牙齿和口腔肌肉也是一种很好的锻炼，有美容脸部的作用。

食用宜忌

宜食：一般人群均可食用。

忌食：脾胃虚寒、胃腹寒疼者不宜食用。

良方妙方

1. 山药碾成泥取半碗，甘蔗榨汁取半碗，二者混合拌匀，隔水蒸熟后食用，有止咳化痰的功效。

2. 甘蔗汁 100 ~ 150 毫升，粳米 50 ~ 100 克。用新鲜甘蔗，榨取汁约 100 ~ 150 毫升，兑水适量，与粳米煮粥。清热生津，养阴润燥。适用于热病恢复期津液不足所致的心烦口渴、肺燥咳嗽、大便燥结等。

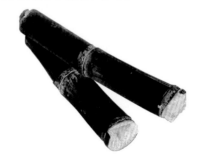

经典论述

1.《本草再新》："和中清火、平肝健脾、生津止渴，治吐泻、疟、痢，解疮火诸毒。"

2.《日用本草》："止虚热烦渴、解酒毒。"

养生食谱

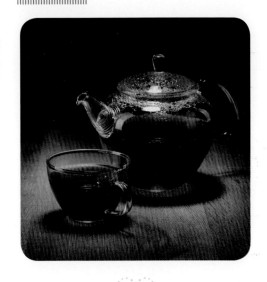

◆ **甘蔗姜汁**

主　料：甘蔗1段，生姜10克。

做　法：

先将甘蔗榨汁约30毫升左右，再将生姜绞汁取3～5滴入蔗汁中，调匀，不拘时，代茶饮。

功　效：止呕祛痰，生津下气。主治胃气不和上逆而作呕吐，胸中烦闷、频吐痰涎者。

◆ **甘蔗红茶**

主　料：甘蔗500克，枸杞子5克，红茶3克。

调　料：蜂蜜适量。

做　法：

1.将甘蔗去皮，切碎，榨汁；再把甘蔗汁与红茶放入锅中，用水煎煮，去渣取汁。

2.药茶茶液温热时，放入适量枸杞子、蜂蜜，即可饮用。

3.每日1剂，不拘时，代茶饮。

功　效：清热生津，下气润燥，补肺益胃。

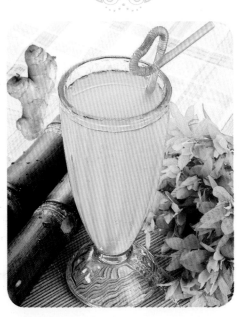

冰糖

❧ 润肺止咳清痰祛火

别　　　名 冰粮。

性 味 归 经 味甘、性平；归肺、脾经。

建议食用量 每日20克。

营养成分

钾、磷、维生素、钠、硫胺素、钙、蛋白质等。

养肺原理

中医认为冰糖具有润肺、止咳、清痰和祛火的作用，对肺燥咳嗽、干咳无痰、咯痰带血有很好的食疗作用。它的止咳化痰的功效，广泛用于高档补品和保健品。另外，老年人含化冰糖还可以缓解口干舌燥。

食用疗效

冰糖能补充体内水分和糖分，具有补充体液、供给能量、补充血糖、强心利尿、解毒等作用。适应证：其5%溶液为等渗液，用于各种急性中毒，以促进毒物排泄；10%～50%为高溶液，用于低血糖症、营养不良，或用于心力衰竭、脑水肿、肺水肿等的治疗。

食用宜忌

老少皆宜，特别是肺燥咳嗽、干咳无痰、咯痰带血者宜适量食用冰糖，对缓解症状有一定的帮助。

一般人不宜过量食用，患有高血压、动脉硬化、冠心病者，以及孕妇、儿童宜少食；糖尿病、高血糖患者必须忌食。

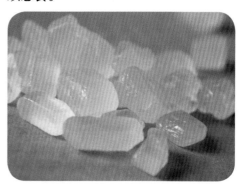

经典论述

《本经逢原》："世言糖性湿热，多食令人齿龋生疳。近见患口疳者，细嚼冰糖辄愈，取其达疳以磨湿热凝滞也。又暴得咳嗽，吐血乍止，以冰糖与燕窝菜同煮连服，取其平补肺胃，而无止截之患也。唯胃中有痰湿者，令人欲呕，以其甜腻恋膈故也。"

养生食谱

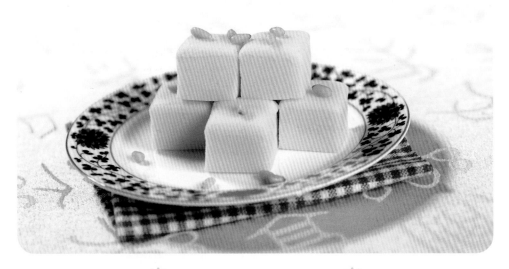

◆ 松子板栗糕

主　料：板栗 300 克。

辅　料：松子 30 克，琼脂 5 克，冰糖 50 克，金丝枣 20 克。

做　法：

1. 板栗蒸熟去皮过萝。

2. 松子炒熟炒香，琼脂用清水泡软；金丝蜜枣切成丝。

3. 锅中放少许水，放入琼脂熬化，加入冰糖栗子粉、枣丝熬成糊状倒入盘中，放冷藏柜中定型。

4. 等栗子凉透定型后取出切成块装盘即可。

功　效：健脾益气，润肺养血，润肠通便。

荸荠

清热化湿能祛痰

别　名 马蹄、南荠、乌芋、马荠、地粟、尾梨。

性味归经 味甘,性寒;归肺、胃经。

建议食用量 每天100克。

营养成分

淀粉、蛋白质、粗脂肪、钙、磷、铁、维生素A、维生素B₁、维生素B₂、维生素C等,还含有抗癌、降低血压的有效成分——荸荠英。

养肺原理

荸荠肉质洁白,味甜多汁,清脆可口,自古有"地下雪梨"之美誉,北方人视之为江南人参。它有清热生津、化湿祛痰的功效,对于肺热咳嗽有很好的缓解作用。含有丰富的维生素和矿物质,能够清热润肺。

食用疗效

荸荠中含的磷是在根茎类蔬菜中较高的,能促进人体生长发育和维持生理功能的需要,对牙齿骨骼的发育有很大好处,同时可促进体内的糖、脂肪、蛋白质三大物质的代谢,调节酸碱平衡,因此荸荠适于儿童食用。

英国在对荸荠的研究中发现一种"荸荠英",这种物质对黄金色葡萄球菌、大肠杆菌、产气杆菌及绿脓杆菌均有一定的抑制作用,对降低血压也有一定效果。这种物质还对癌肿有防治作用。

荸荠质嫩多津,可治疗热病津伤口渴之症,对糖尿病尿多者,有一定的辅助治疗作用。

荸荠水煎汤汁能利尿排淋,对于小便淋漓涩痛者有一定治疗作用,可作为尿路感染患者的食疗佳品。近年研究发现荸荠含有一种抗病毒物质可抑制流脑,流感病毒,能用于预防流脑及流感的传播。

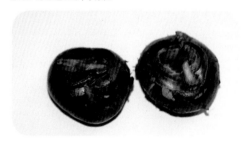

食用宜忌

宜食:儿童和发烧病人最宜食用,咳嗽多痰、咽干喉痛、消化不良、大小便不利、癌症患者也可多食;对于高血压、便秘、糖尿病尿多、小便淋漓涩痛、尿路感染患者均有一定功效,而且还可预防流脑及流感的传播。

忌食:不适宜小儿消化力弱、脾胃虚寒、有血瘀者。

良方妙方

将荸荠洗净去皮,绞汁冷服,每次150克,可治疗咽喉肿痛。

养生食谱

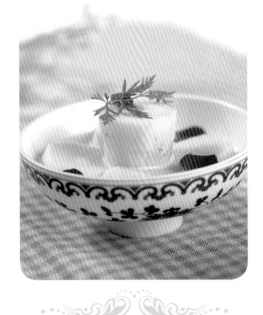

◆ 蜇头荸荠

主　料：海蜇头 150 克，荸荠 100 克，枸杞子 20 克。

调　料：盐 5 克，味精、胡椒粉各少许，水淀粉适量。

做　法：

1.海蜇头泡洗干净，切片，用 70～80℃的水焯过，备用；荸荠洗净，去皮，切片备用；枸杞子洗净。

2.锅中加水烧开，下入荸荠片、枸杞子烧开，加盐、味精、胡椒粉调味，用水淀粉勾芡，放入海蜇头煮至熟即可。

功　效：清热化痰，消积化滞，润肠通便。适用于实热便秘患者。

◆ 奶香荸荠

主　料：荸荠 200 克，牛奶 50 克。

调　料：蜂蜜 10 克。

做　法：

1.将荸荠清洗去除表皮，放入锅中煮熟备用。

2.将煮熟的荸荠加入牛奶、蜂蜜浸泡 30 分钟即可食用。

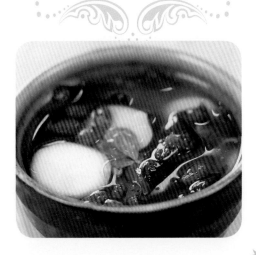

苹果

润肺除烦

别　　　名	滔婆、柰、柰子、平波。
性 味 归 经	性平，味甘、酸；归脾、肺经。
建议食用量	每天 1 ~ 2 个（200 ~ 300 克）。

营养成分

糖类、蛋白质、脂肪、粗纤维、钾、钙、磷、铁、锌、胶质、有机酸、胡萝卜素、维生素 B_1、维生素 B_2、维生素 C、烟酸、山梨醇、香橙素、黄酮类化合物等。

养肺原理

苹果有"活水"之称，是美容之佳品，有生津止渴、润肺除烦等功效。吃较多苹果的人远比不吃或少吃苹果的人患感冒概率要低。雾霾天气严重，多吃苹果可改善呼吸系统和肺功能，保护肺部少受空气中的灰尘和烟尘的影响。

食用疗效

苹果含有大量的粗纤维，常吃可以使肠道内胆固醇减少，滑利肠道，缩短排便时间，协助人体顺利排出废物，减少有害物质对皮肤的危害；苹果中含的多酚及黄酮类天然化学抗氧化物质，可以减少患癌的危险；苹果特有的香味可以缓解压力过大造成的不良情绪，还有提神醒脑的功效；苹果中含有大量的镁、硫、铁、铜、碘、锰、锌等矿物质，可使皮肤细腻、润滑、红润有光泽。

食用宜忌

苹果的营养很丰富。吃苹果时最好细嚼慢咽，这样有利于消化和吸收。食欲不好者不要饭前或饭后马上吃水果，以免影响正常的进食及消化。

良方妙方

苹果 1 个。将苹果洗净，去皮，切成薄片，放碗内加盖，置锅中隔火炖熟，用汤匙捣成泥状，喂幼儿服食。适用于小儿厌食。

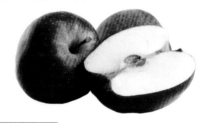

选购存储

苹果以个大适中、果皮光洁、颜色艳丽、软硬适中、果皮无虫眼和损伤、肉质细密、酸甜适度、气味芳香者为佳。

苹果应在低温增湿环境下保存，可包在塑料袋里放在冰箱中冷藏保存。切开或削皮的苹果可以在冷开水或柠檬汁中短时间存放，以防止氧化变褐。

养生食谱

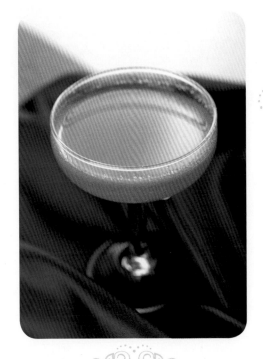

◆ 苹果汁

主　料：苹果 2 个。

做　法：

1. 苹果洗净、去皮、去核，切成小块。

2. 放入榨汁机，搅打成汁，或者用手动式榨汁器碾压挤出果汁，煮沸即可。

功　效：改善身体机能，补充营养。

◆ 杏仁苹果豆腐羹

主　料：豆腐 3 块，杏仁 20 粒，苹果 1 个，冬菇 4 只。

调　料：食盐、植物油、白糖、味精各少许，淀粉适量。

做　法：

1. 将豆腐切成小块，置水中泡一下捞出。冬菇洗净，切碎，搅成蓉，和豆腐煮至滚开，加上食盐、菜油、糖，用淀粉同调成芡汁，制成豆腐羹。

2. 杏仁用温水泡一下，去皮；苹果洗净去皮切成粒，同搅成茸。

3. 豆腐羹冷却后，加上杏仁、苹果糊、味精拌匀，即成杏仁苹果豆腐羹。

功　效：提高免疫力，防止贫血。

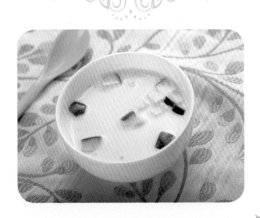

蜂蜜

润肺止咳通三焦

别　　　名 食蜜、蜂糖、百花精。

性 味 归 经 性平、味甘；归肺、脾、大肠经。

建议食用量 每天 20 克。

营养成分

果糖、葡萄糖、蔗糖、麦芽糖、糊精、树胶、蛋白质、氨基酸、柠檬酸、苹果酸、琥珀酸以及微量维生素、矿物质等。

养肺原理

蜂蜜被誉为"大自然中最完美的营养食品"，古希腊人更是把蜂蜜看作"天赐的礼物"。蜂蜜营养丰富，含有多种无机盐，常食用有润肺止咳的功效。

食用疗效

蜂蜜能改善血液的成分，促进心脑和血管功能，因此经常食用对心血管病人很有好处。食用蜂蜜能迅速补充体力，消除疲劳，增强对疾病的抵抗力。蜂蜜还有杀菌的作用，经常食用不仅对牙齿无妨碍，还能在口腔内起到杀菌消毒的作用。蜂蜜能治疗中度的皮肤伤害，特别是烫伤。将蜂蜜当作皮肤伤口敷料时，细菌无法生长。

失眠的人在每天睡觉前口服 1 汤匙蜂蜜（加入 1 杯温开水内），可以尽快进入梦乡。

适应人群

老人、小孩均可服用。便秘患者适用。高血压、支气管哮喘患者适用。

注意事项

蜂蜜不宜与豆腐、韭菜同食。服用感冒西药时，不宜食蜂蜜。痰湿内蕴、中满痞胀及肠滑泄泻者忌服。1 岁以下小儿不宜服用。患肝硬化、糖尿病的人不宜服用。

良方妙方

红皮萝卜 1000 克，明矾 10 克，蜂蜜 150 克。萝卜洗净，切碎，加清水 300 毫升，煎至 100 毫升时，滤汁除渣，入明矾、蜂蜜。1 日 2 次，早晚空腹服用，每次 50 毫升。化痰热，止下咳气，解毒。适用于肺结核咯血。

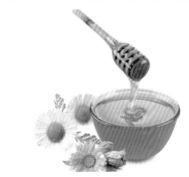

经典论述

《本草纲目》："和营卫，润脏腑，通三焦，调脾胃。"

养生食谱

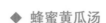

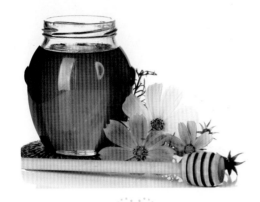

◆ **蜂蜜黄瓜汤**

主　料：黄瓜 1 根。

调　料：蜂蜜 100 克。

做　法：

1. 黄瓜洗净，去瓤，切成条。

2. 将黄瓜条加少许水煮沸，趁热加入蜂蜜，再煮沸即可。

功　效：润肠通便，健肾利尿。老年人久服有益于防止毛发脱落及甲状腺功能亢进，还可以增强免疫力。

◆ **蜂蜜茶**

主　料：甘草 5 克，洞庭碧螺春、枸杞子各 3 克，蜂蜜适量。

做　法：

1. 洞庭碧螺春、枸杞子、甘草放入锅中。

2. 倒入沸水冲泡 10 分钟后，加入适量蜂蜜即可饮用。

3. 每日 1 剂，分 2 次温服。

功　效：润燥通便，益气生津。洞庭碧螺春具有止渴生津、祛风解表的功效；甘草具有补脾益气的功效；枸杞子具有养肝明目的功效；蜂蜜具有润肺、滋补肝肾、益精明目的功效。

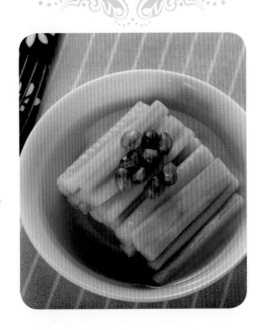

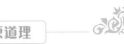

第四节 补益肺气的食材

山药

益肺气养肺阴

别　　名 薯蓣、山芋、薯药、大薯、山薯。

性味归经 性平，味甘；归肺、脾、肾经。

建议食用量 每餐100～250克。

营养成分

粗蛋白质、粗纤维、淀粉、糖、钾、磷、钙、镁、灰分、铁、锌、铜、锰等。

养肺原理

据古籍记载，多食山药有聪耳明目、延年益寿的功效，对人体健康很有益，因此被称为"食物药"。山药含有皂苷、黏液质，有润滑、滋润的作用，故可益肺气、养肺阴，用于治疗肺虚久咳之症。

食用疗效

山药含有多种营养素，有强健身体、滋肾益精的作用；近年研究发现，山药还具有镇静作用。山药含有皂苷，能够降低胆固醇和甘油三酯，对高血压和高血脂等病症有改善作用。山药能够给人体提供一种多糖蛋白质——黏液蛋白，能预防心血管的脂肪沉积，保持血管的弹性，防止动脉硬化。还可减少皮下脂肪堆积，避免因肥胖所引起的糖尿病。

饮食宝典

山药烹调的时间不要过长，因为久煮容易使山药中所含的淀粉酶遭到破坏，降低其健脾、帮助消化的功效。还可能同时破坏其他不耐热或不宜久煮的营养成分，造成营养素的流失。

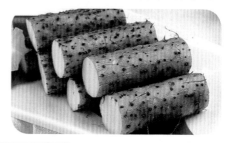

良方妙方

1. 鲜山药捣烂，与甘蔗汁半杯和匀，炖热服之，一日2次。治疗咳嗽痰喘，适用于慢性气管炎、老人慢性支气管炎患者。

2. 山药60～120克，煮汁饮服，或每日适量煮食之。适用于肺病发热咳喘、自汗、心悸、便溏患者。

经典论述

《神农本草经》："味甘、温。主伤中补虚，除寒热邪气，补中益气力，长肌肉，久服耳目聪明。"

养生食谱
||||||||||||||||||||||

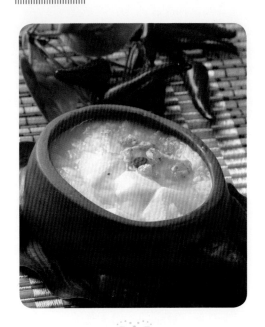

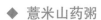

◆ 薏米山药粥

主　料：薏米 80 克，山药 150 克。

辅　料：小枣 20 克。

调　料：冰糖适量。

做　法：

1. 薏米洗净，小枣洗净。

2. 山药去皮，切小滚刀块。

3. 鲜将薏米倒入锅中加水烧开，转小火 30 分钟，加入山药、小枣，用小火慢熬，等食物煮烂加入冰糖即可。

功　效：健脾渗湿，滋补肺肾。适于有消化不良性腹泻、大便溏泄、全身无力、心悸气短等症状者食用。

◆ 党参黄花山药粥

主　料：党参 10 克，黄花 40 克，山药、糯米各 50 克。

做　法：

党参、黄花洗净切片，山药洗净切丁，砂锅中放糯米和水、山药丁、党参、黄花一起煲制 30 分钟即可。

功　效：补中益气，升阳固表。

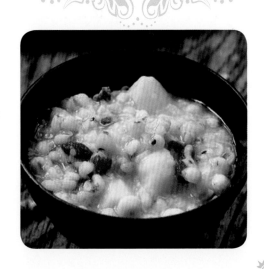

第二章　养肺护肺怎么吃？会吃才是硬道理

糯米

补肺气充胃津

别　　　　名 元米、江米。

性 味 归 经 性温,味甘;归脾、胃、肺经。

建议食用量 每餐约 50 克。

营养成分

蛋白质、脂肪、糖类、钙、磷、铁、维生素 B_1、维生素 B_2、烟酸及淀粉等。

养肺原理

中医认为,糯米适宜多汗、脾虚体虚、肺结核、神经衰弱等病症患者食用。另外,糯米适宜煮成稀粥,不仅营养丰富,有益滋补,且极易消化吸收,可补养肺气。

食用疗效

糯米其质柔黏,性味甘温。营养成分除含有蛋白质、脂肪、碳水化合物以及钙、磷、铁等外,尚含有硫胺素、核黄素、烟酸等,营养较为全面。祖国传统医学认为,糯米具有暖脾胃、补中益气、缩小便的功效。王士雄的《随息居饮食谱》亦称"糯米甘温补肺气,充胃津"。但因为糯米性黏滞,难以消化,多食可助湿生痰,损伤脾胃,故糯米不宜多食,脾虚病人和小儿以不食为佳。

食用宜忌

宜食:糯米适宜多汗、血虚、脾虚、体虚、盗汗、肺结核、神经衰弱等症患者食用。

忌食:老人、儿童、病人等胃肠消化功能障碍者不宜食用,糖尿病、肥胖、高血脂、肾脏病患者尽量少吃或不吃。

良方妙方

1. 糯米 60 ~ 100 克,百合 20 ~ 30 克,甜杏仁 12 ~ 20 克。将上几味洗净,加水煮粥,食用。适用于咳嗽。

2. 糯米 120 克,小麦麸 30 克。将糯米淘净,与小麦麸一同下锅炒熟、炒黄,共研细末备用。每次服 10 克,每日 3 次,用猪瘦肉汤送服。适用于肺卫气虚,自汗不止,易患感冒者。

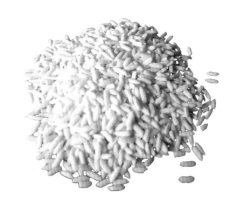

经典论述

《仁斋直指方》:"痘疹用糯米,取其解毒,能酿而发之也。"

养生食谱

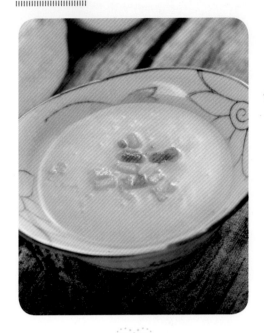

◆ 糯米馒头

主　料：糯米 200 克，白面 500 克。

调　料：牛奶、白糖、葡萄干、蜂蜜、发酵粉、香油各适量。

做　法：

1. 牛奶加水加热到 40℃，面粉里加发酵粉和面，做成发面团。

2. 糯米洗净放到电饭煲里焖熟，趁热加入白糖、葡萄干、香油、蜂蜜，搅拌均匀做成馅。

3. 把发面团擀成小饼，把做好的馅包在里边，揉成馒头状。

4. 放半个小时，看到比原来大一倍时，凉锅上屉，起气开始蒸 20 分钟即可。

功　效：健脾暖胃,补中益气。

◆ 梨汁糯米粥

主　料：雪梨 2 个，糯米 100 克。

调　料：冰糖适量。

做　法：

1. 将雪梨去核捣碎，去渣留汁。

2. 把洗净的糯米和冰糖放进雪梨汁中同煮成粥即可。

功　效：清热解毒，润肺和胃。

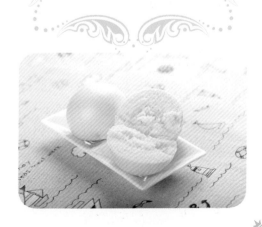

南瓜

润肺益气又化痰

别　　　名	麦瓜、番瓜、倭瓜、金瓜、伏瓜、饭瓜、北瓜。
性味归经	性温，味甘；归脾、胃经。
建议食用量	每次 200 ~ 500 克。

营养成分

蛋白质、膳食纤维、碳水化合物、烟酸、维生素 C、氨基酸、活性蛋白、胡萝卜素、维生素 A、钙、钾、磷、镁、铁、铜、锰、铬、硼等。

养肺原理

南瓜有"降脂佳品"之益，是人们常食的蔬菜之一。南瓜具有润肺益气、化痰、消痰止痛等功效，对于脾虚久咳、痰多咳喘都有一定的食疗作用。

食用疗效

南瓜含有丰富的维生素和果胶，尤其是胡萝卜素的含量很高。果胶有很好的吸附性，能黏结与消除体内细菌毒素和其他有害物质，如重金属中的铅、汞和放射性元素，能起到解毒作用。

南瓜中含有丰富的果胶和微量元素钴，果胶可延缓肠道对糖和脂质吸收，钴能活跃人体的新陈代谢，促进造血功能，并参与人体内维生素 B 的合成，是人体胰岛素细胞所必需的微量元素。对防止糖尿病、降低血糖有特殊的疗效，能够有效预防心脑血管疾病的发生。

食用宜忌

宜食：适宜肥胖者、糖尿病患者和中老年人食用。

忌食：南瓜性温，胃热炽盛者、湿热气滞者少吃。

良方妙方

1. 牛肉 250 克，南瓜 500 克，煮熟食（不加油盐）。连服数次后，服六味地黄汤 5 ~ 6 剂，忌肥腻（《岭南草药志》）。适用于肺痈患者。

2. 南瓜 100 克，大枣 10 枚，两者搭配食用具有健脾益气、化痰止咳的功效，适用于慢性支气管炎患者食用。

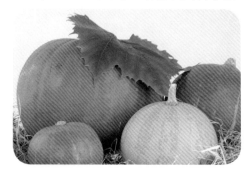

经典论述

《本草纲目》："甘，温，无毒。补中益气。"

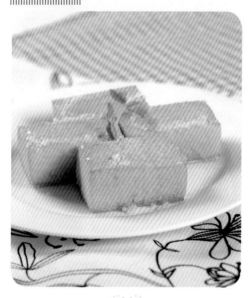

◆ 蜂蜜芝士烤南瓜

主　料：南瓜 350 克。

辅　料：芝士 30 克。

调　料：蜂蜜 20 克。

做　法：

1. 将南瓜去皮改刀成长 6 厘米宽 4 厘米的长方块，入烤箱烤 20 分钟至外干内软（烤箱温度 180℃）。

2. 烤好的南瓜上刷上蜂蜜放入芝士片再烤 5 分钟，芝士片软化上色即可。

功　效：滋阴润燥，补中益气。

◆ 南瓜百合蒸饭

主　料：小南瓜 1 个，大米 150 克，鲜百合 75 克。

调　料：冰糖、白糖各适量。

做　法：

1. 鲜百合逐瓣掰开，清洗干净；大米淘洗干净备用。

2. 锅中放入冰糖、白糖，加沸水溶化备用。

3. 南瓜洗净，将顶部打开，去子、瓤，做成南瓜盅备用。

4. 将大米、百合装入南瓜盅内，倒入溶化的糖汁，水量没过材料约 2 厘米，加盖蒸 30 分钟即可。

功　效：补中益气，清肺润燥。

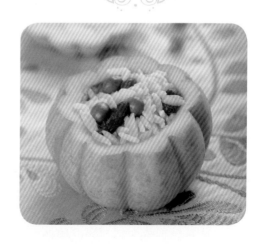

核桃

❀➤ 益肺平喘的"长寿果"

别　　　名 核桃仁、山核桃、胡桃、
　　　　　　羌桃、黑桃。

性味归经 性温，味甘；归肾、肺、
　　　　　　大肠经。

建议食用量 每次10个（150~200克）。

营养成分

蛋白质、脂肪、碳水化合物、纤维、烟酸、泛酸、铜、镁、钾、维生素 B_6、叶酸、维生素 B_1、磷、铁、维生素 B_2 等。

养肺原理

《神农本草经》将核桃列为久服轻身益气、延年益寿的上品。核桃营养丰富，被誉为"长寿果"。核桃味甘性温，益肺平喘，对肺气肿有一定的食疗功效。

食用疗效

核桃能滋阴补肾、生精填髓、充养髓海。核桃含有较多的蛋白质及人体营养必需的不饱和脂肪酸，这些成分皆为大脑组织细胞代谢的重要物质，能滋养脑细胞，增强脑功能；核桃仁有防止动脉硬化、降低胆固醇的作用；含有大量维生素E，经常食用有润肌肤、乌须发的作用，可以令皮肤滋润光滑，富于弹性；当感到疲劳时，嚼些核桃仁，有缓解疲劳和压力的作用；核桃仁中钾含量很高，适合高血压病人食用。

食用宜忌

宜食：核桃一般人群均可食用。尤其适宜肾虚、肺虚、神经衰弱、气血不足、癌症患者以及脑力劳动者与青少年食用。

忌食：腹泻、阴虚火旺、痰热咳嗽、便溏腹泻、内热盛及痰湿重者均不宜食用。

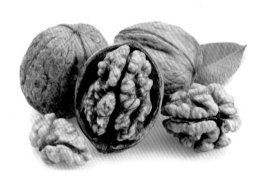

良方妙方

核桃仁15克、生姜1~2片。将核桃仁和生姜研碎，混合均匀。早晚2次细嚼食，能补肺益肾、平喘止咳，适用于肺肾两虚、久咳痰喘者。

养生食谱

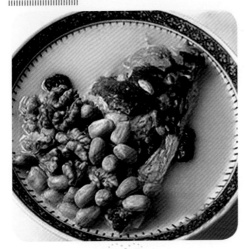

◆ 凉拌核桃黑木耳

主　料：黑木耳150克，核桃碎50克。

辅　料：红绿辣椒适量。

调　料：姜、蒜、调味料各适量。

做　法：

1. 黑木耳洗净撕小块，红绿辣椒切丝，姜蒜切末。

2. 黑木耳、红绿辣椒丝焯水，备用。

3. 核桃碎用小火炒香。

4. 碗中放入黑木耳、红绿辣椒丝、核桃碎和姜、蒜末，加入调味料拌匀。

功　效：凉血止血，抗癌。

◆ 核桃鱼头汤

主　料：鱼头1个，豆腐250克。

辅　料：花生50克，核桃仁30克。

调　料：米酒、姜、葱、调味料各适量。

做　法：

1. 将花生、核桃仁洗净；鱼头刮去鳞、除去脏物，洗净，豆腐切成块状。

2. 将鱼头、花生、核桃仁、姜、葱、豆腐、米酒同放入炖锅中，用大火煮沸，转小火煮30分钟，加入调味料即成。

功　效：补肾，平肝，祛风。

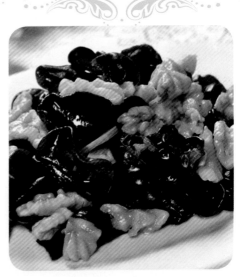

白鸽肉

益肺补血又清热

别　　名	白凤、家鸽、鹁鸽。
性味归经	性平，味甘、咸；归肝、肾经。
建议食用量	每餐约 80 ~ 100 克，鸽子蛋每天 2 个。

营养成分

蛋白质、脂肪、碳水化合物、钙、磷、铁、维生素等多种成分。

养肺原理

《本草纲目》中记载"鸽羽色众多，唯白色入药"。白鸽肉的补肺功效很好，有补肝壮肾、益肺补血、清热生津止渴等功效。

食用疗效

鸽子的骨内含有丰富的软骨素，可与鹿茸中的软骨素相媲美，经常食用，具有改善皮肤细胞活力、增强皮肤弹性、改善血液循环、红润面色等功效。鸽肉中还含有丰富的泛酸，对脱发、白发等有很好的疗效。乳鸽含有较多的支链氨基酸和精氨酸，可促进体内蛋白质的合成，加快创伤愈合。

中医认为，鸽肉易于消化，具有滋补益气、祛风解毒的功效，对病后体弱、血虚闭经、头晕神疲、记忆衰退有很好的补益治疗作用。

鸽蛋含有优质的蛋白质、磷脂、铁、钙、维生素 A 等营养成分，亦有改善皮肤细胞活性、增加面部红润、改善血液循环、增加血色素等功效。

食用宝典

鸽肉鲜嫩味美，可炖、可烤、可炸、可做小吃等。清蒸或煲汤能最大限度地保存其营养成分。

鸽肉四季均可入馔，但以春天、夏初时的鸽肉最为肥美。欲健脑明目或进行病后和产后调补，可将乳鸽与参杞配伍，佐以葱、姜、糖、酒一起蒸熟食用。

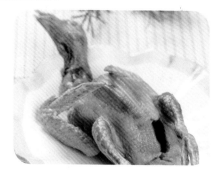

良方妙方

白鸽 1 只，黄精 30 克，枸杞子 24 克，共煮熟食用。用于治疗老人体虚。

经典论述

《中国动物药》："益气解毒，祛风和血，调经止痛。治麻疹，猩红热、恶疮，疥癣，妇女血虚经闭，久病体虚等症。"

养生食谱

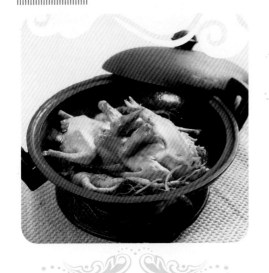

◆ 鲜参灵芝蒸乳鸽

主　料：净乳鸽 1 只（约
200 克），鲜人参 1 支（约
25 克），甘薯 100 克，灵
芝片 16 克。

调　料：葱、姜、盐、白糖、
花雕酒、胡椒粉各适量。

做　法：

1. 将乳鸽洗净，从背部剖
开，涂匀盐、白糖、花雕酒、
胡椒粉腌渍备用；

2. 甘薯去皮切块，灵芝片
洗净，鲜人参洗净，拌盐、
糖入味，放入乳鸽腹中，
加葱、姜片，上锅蒸 120
分钟即可。

功　效：安神益气，止咳
平喘。

◆ 人参气锅乳鸽

主　料：人参 1 根，薏米 20
克，淮山药 20 克，乳鸽 1 只。

做　法：

1. 人参切成片，鸽子宰杀
去内脏；

2. 参切片、鸽子与淮山药、
薏米一起放在汽锅里，入
葱、姜、盐等调好口味，
加入清水，盖上盖，上笼
蒸 45 分钟即可。

功　效：宁心安神，益气
补血。

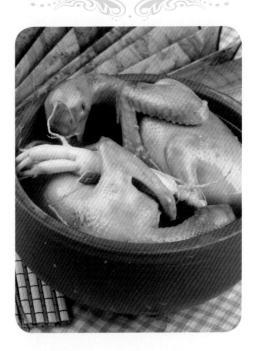

薏米

●◆ 健脾利肺消水肿

别　　　名 薏仁、薏苡仁、六谷米、苡米、苡仁。

性 味 归 经 性寒，味甘；归脾、胃、肺、大肠经。

建议食用量 每餐50～100克。

营养成分

糖类、脂肪油、氨基酸、亮氨酸、赖氨酸、精氨酸、酪氨酸、薏苡素及维生素 B_1 等。

养肺原理

中医认为，薏米有健脾利肺、清热排脓、补肺利湿等功效，可用于治疗痰多咳喘、肺痿等症。

食用疗效

薏米含有人体必需的8种氨基酸，对于久病体虚、病后恢复期患者以及老人、产妇、儿童都是比较好的药用食物，可经常食用。不论用于滋补还是用于治病，作用都较为缓和，微寒而不伤胃，益脾而不滋腻，营养胜于其他谷类。在盛夏多吃薏米可以及时补充高温下的体力消耗，起到增强免疫力的作用。

薏米有利水消肿、健脾去湿、舒筋除痹、清热排脓等功效，同时又是一种美容食品，常食可以保持人体皮肤光泽细腻，对消除和防治粉刺、雀斑、老年斑、妊娠斑、蝴蝶斑、脱屑、痤疮、皲裂、皮肤粗糙等都有良好效果。

食用宜忌

薏米性微寒，体质偏寒的人可选择食用炒过的薏米，体质偏热的人可直接煮食。薏米药用需要注意食用方式：健脾益胃，宜炒用；利水渗湿、清热排脓、舒筋除痹，均宜生用。

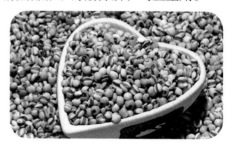

良方妙方

鱼腥草、薏苡仁各30克，海浮石、海蛤壳各20克，瓜蒌皮、贝母各12克，桔梗、桃仁各10克，芦根、冬瓜仁各15克，甘草6克。水煎服，每日1剂。本方清热解毒，宽中利气，止咳化痰。用于治疗支气管扩张症。

经典论述

1. 《本草纲目》："健脾益胃，补肺清热，祛风胜湿。"

2. 《中国药植图鉴》："治肺水肿，湿性胸膜炎，排尿障碍，慢性胃肠病，慢性溃疡。"

养生食谱

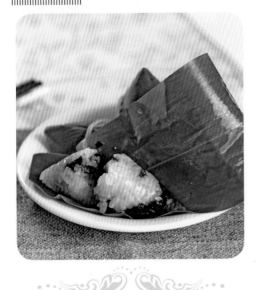

◆ 迷你小粽子

主　料：糯米 250 克，薏米 100 克。

辅　料：红枣丝 100 克，粽叶 10 片。

调　料：白糖 100 克。

做　法：

1. 糯米、薏米泡 8 个小时以上，粽子叶洗净泡清水中。

2. 把粽子叶卷起放入糯米和小枣宝成粽子，用绳子绑紧。

3. 锅中加水没过粽子煮一个半小时即可。

功　效：养肺化痰，健脾利湿。

◆ 山药薏米红枣粥

主　料：山药 200 克，薏米、大米各 100 克，红枣 6 颗。

调　料：冰糖、蜂蜜各适量。

做　法：

1. 将大米、薏米、红枣分别洗净，用水浸泡 2 小时；山药洗净，去皮，切块。

2. 锅置火上，倒入 800 毫升清水，加入大米、薏米，中火煮沸后，改小火煮至黏稠。加入山药块和红枣，熬煮 20 分钟左右，放入冰糖，搅拌均匀，稍晾凉后浇入蜂蜜即可。

功　效：益肺气，养肺阴。

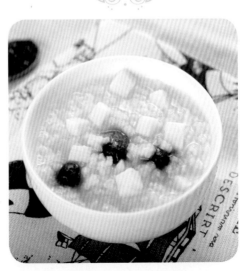

黑芝麻

补肾益肺止咳

别　　　名 胡麻、脂麻、乌麻、黑油麻、乌芝麻、黑脂麻、巨胜子。

性 味 归 经 性平，味甘；归肝、肾、大肠经。

建议食用量 每天 10 ~ 20 克。

营养成分

蛋白质、脂肪、钙、磷、铁、芝麻素、花生酸、芝麻酚、油酸、棕榈酸、硬脂酸、甾醇、卵磷脂、维生素 A、维生素 B、维生素 D、维生素 E 等。

养肺原理

黑芝麻药食两用，具有补肝肾、滋五脏、益精血、润肠燥等保健功效，被视为滋补圣品，对于老年人哮喘、久咳、肺结核等病有良好的食疗效果。

食用疗效

黑芝麻中含有丰富的不饱和脂肪酸，能促进红血细胞的生长，保护肝、胃，同时还能补充人体所需要的钙质，可降血压。

黑芝麻具有保健功效，一方面是因为含有优质蛋白质和丰富的矿物质；另一方面是因为含有丰富的不饱和脂肪酸、维生素 E 和珍贵的芝麻素及黑色素。

芝麻是植物油中的佼佼者，芝麻所含的脂肪酸 85% ~ 90% 为不饱和脂肪酸，易被人体吸收；芝麻中维生素 E 含量丰富，可增强细胞的抗氧化作用，保护人体，延缓衰老。

食用宜忌

芝麻仁外面有一层稍硬的膜，把它碾碎才能吸收其中的营养，所以整粒的芝麻应加工后再吃。炒制芝麻时注意控制火候，切忌炒煳。

患有慢性肠炎、便溏腹泻者忌食；根据前人经验，男子阳痿、遗精者忌食。

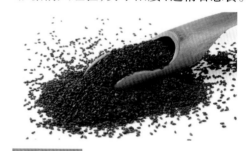

良方妙方

黑芝麻 250 克，生姜 120 克（捣汁去渣），白蜜 120 克蒸熟，冰糖 120 克，捣碎蒸溶，与白蜜混合均匀。将黑芝麻炒后，待冷，拌生姜汁再炒，待冷，拌白蜜冰糖，瓷瓶收贮，早晚服 1 匙。用于治疗支气管哮喘。

经典论述

《食疗本草》："润五藏，主火灼，填骨髓，补虚气。"

养生食谱

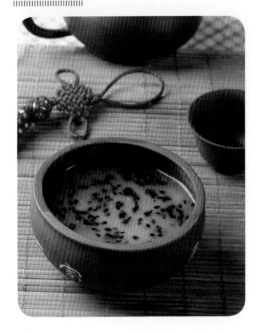

◆ 黑芝麻糊粥

主　料：黑芝麻 10 克，粳米 20 克，蜂蜜适量。

做　法：

1. 先将黑芝麻晒干后炒熟研碎。

2. 再将粳米加适量的清水入锅煮粥，煮至八成熟时加入炒熟的黑芝麻和蜂蜜，搅拌均匀后稍煮即成。

功　效：润燥滑肠。适合有胃肠气滞，大便燥涩不通者食用。

◆ 芝麻淮粉羹

主　料：黑芝麻 30 克，淮山 50 克。

调　料：白糖 20 克。

做　法：

1. 将黑芝麻、淮山研制成粉待用；

2. 锅中水烧沸下入黑芝麻、淮山粉搅匀，熬至黏稠加白糖即可。

功　效：乌发益肾，润肠通便。

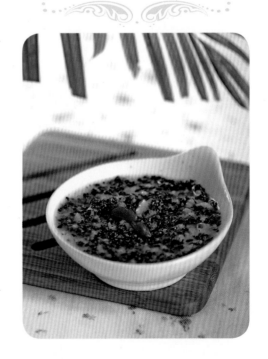

松子仁

●——❀ 滋阴润肺治干咳

别　　　名	罗松子、海松子、红松果、松仁、松元。
性 味 归 经	性平，味甘；归肝、肺、大肠经。
建议食用量	每次一大勺（约20克）。

营养成分

脂肪、蛋白质、碳水化合物、不饱和脂肪酸、油酸酯、亚油酸酯、钙、铁、磷、钾等。

养肺原理

松子仁甘润益肺，清心止嗽润肠，兼柏仁、麻仁之功、温中益阴之效、心肺燥痰、干咳之良药。

食用疗效

松子仁中富含不饱和脂肪酸，如亚油酸、亚麻酸等，能降低血脂，预防心血管疾病；松子仁中所含的大量矿物质如钙、镁、铁、磷、钾等，能给人体组织提供丰富的营养成分，强壮筋骨，消除疲劳，对大脑和神经有补益作用，是脑力劳动者的健脑佳品，对老年人保健有极大的益处；松子仁中维生素E含量高，有很好的软化血管、延缓衰老的作用，既是中老年人的理想保健食物，也是女士润肤美容的理想食物；松仁富含脂肪，能润肠通便缓泻而不伤正气，对老人体虚便秘、小儿津亏便秘有一定的食疗作用。

食用宜忌

宜食：一般人群均可食用，尤其适宜中老年体质虚弱、久咳无痰者；便秘、慢性支气管炎、心脑血管疾病者宜食。

忌食：咳嗽痰多、便溏、精滑、腹泻者应忌食。松子所含有的油脂很丰富，所以胆功能严重不良者需慎食。

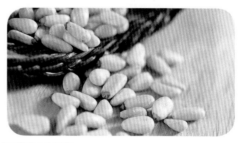

良方妙方

肺脾两虚，干咳少痰，咯血，气短，肢倦乏力：取海松子250克，白砂糖500克。将白砂糖放入锅内，加适量清水溶化。用文火煎熬，以能挑起糖丝为度。趁热放入海松子，搅拌均匀。立即倒入涂有熟菜油的搪瓷盘内，摊平，用刀划成小块，晾凉。每次服1块，每日3～4次。

经典论述

《本草纲目》："润肺，治燥结咳嗽。"

养生食谱

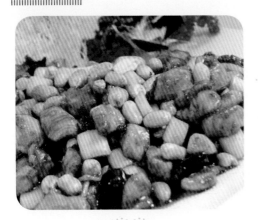

◆ 松子鸡丁

主　料：鸡肉 250 克，松子仁 20 克，核桃 20 克，鸡蛋 1 个。

调　料：植物油、葱、姜、盐、淀粉、调味料各适量。

做　法：

1. 鸡肉洗净，切丁；用鸡蛋清、淀粉抓匀，用油滑炒，沥油；核桃仁、松子仁分别炒熟；葱末、姜末、盐、调味料兑成调味汁备用。

2. 锅置火上，放调料汁烧沸；倒入鸡丁、核桃仁、松子仁翻炒均匀即可。

功　效：双补气血，滋阴润肺。

◆ 松子粥

主　料：大米 100 克，松子仁 20 克。

辅　料：蜂蜜适量。

做　法：

1. 将大米用清水洗净，备用。

2. 将大米置于锅内煮熟，备用。

3. 将松仁和水研末做膏，入粥内，煮沸。

4. 根据个人喜好放入适量的蜂蜜，即可食用。

功　效：补虚养液，润肺滑肠。适用于中老年及体弱早衰、产后体虚、头晕目眩、肺燥咳嗽咳血、慢性便秘等症。

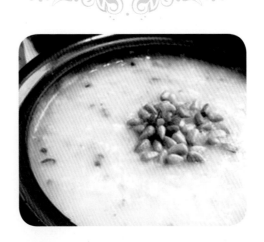

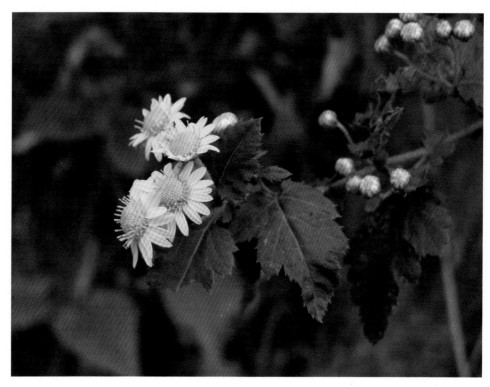

菊 花

第三章

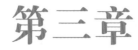

本草里的妙药——
养肺润肺有奇效

第一节　解表药

菊花

●─❀─疏风清热能解毒

别　　　名	白菊花、甘菊花、黄甘菊、怀菊花、药菊、白茶菊、毫菊、杭菊、贡菊。
性味归经	味甘、苦，性微寒；归肺、肝经。
用法用量	内服：煎汤，10～15克；或入丸、散；或泡茶。

营养成分

菊苷、氨基酸、类黄酮、维生素B_1、龙脑、樟脑、菊油环酮、腺嘌呤、胆碱、水苏碱等。

养肺原理

菊花具有疏风散热、清热解毒的作用，常用于治疗风热感冒，对于咽喉干痒、咽喉肿痛也有一定的作用。

功用疗效

散风清热，平肝明目。用于风热感冒，头痛眩晕，目赤肿痛，眼目昏花。

适应人群

夏季头昏脑涨、口干烦渴的人适用。肝虚火旺、目赤肿痛、头晕目眩的人适用。冠心病、动脉硬化者适用。

注意事项

菊花功力甚缓，久服才能见效。气虚胃寒、食少泄泻的人少用为宜。关节炎恶寒者忌用。

良方妙方

1. 菊花、杏仁各10克，南北沙参各15克，金银花20克，薄荷（后下）6克，生甘草2克。水煎服，每日1剂。本方具有疏散风热、养阴清肺的功效，治上呼吸道感染。

2. 炙菊花、川贝母各12克，桔梗、麻黄、苦杏仁、炙甘草各6克。水煎服，每日1剂。本方具有宣肺定喘的功效，治喘息型慢性支气管炎。痰多者可加半夏、远志各6克；痰黄伴发热加黄芩、鱼腥草各15克。

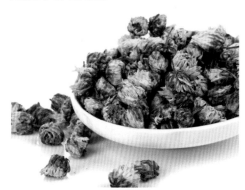

经典论述

《本草衍义补遗》："菊花，能补阴，须味甘者，若山野苦者勿用，大伤胃气。"

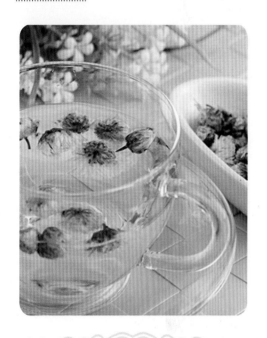

◆ 菊花银耳粥

配　方：菊花 30 克，银耳
50 克，糯米 100 克，白糖
10 克，清水 500 毫升。

做　法：菊花洗净入开水，
锅中放入糯米，小火煮 20
分钟，将银耳与菊花放入，
待粥至黏稠后放白糖搅匀
即可。

功　效：疏风清热，解毒
消肿。

◆ 杭白菊茶

配　方：杭白菊 1 茶匙，
蜂蜜适量。

做　法：将杭白菊放入杯
中，加沸水，闷泡 10 分钟，
调入蜂蜜即可。

功　效：散风清热，消炎
解毒，防辐射，生津止渴。

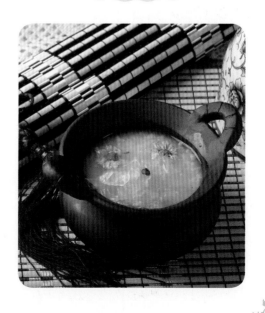

薄荷

疏风散热兼明目

别　　　名　南薄荷、蕃荷菜、水益母、
　　　　　　菝蔄、接骨草、见肿消。

性味归经　味辛，性凉；归肺、肝经。

用法用量　内服：煎汤，3～6克，
　　　　　　不可久煎，宜作后下；
　　　　　　或入丸、散。

营养成分

薄荷醇、薄荷酮、乙酸薄荷酯、茨烯、柠檬烯、异薄荷酮、蒎烯、薄荷烯酮、树脂、鞣质、迷迭香酸。

养肺原理

薄荷，全株青气芳香，平常以薄荷代茶，可清心明目。薄荷具有疏风散热的作用，常被中医用作治疗风热感冒头痛、咽喉肿痛等。

功用疗效

宣散风热，清头目，透疹。用于风热感冒，风温初起，头痛，目赤，喉痹，口疮，风疹，麻疹，胸胁胀闷。

适应人群

外感风热、头痛目赤、咽喉肿痛者适用。口疮口臭、牙龈肿痛以及风热瘙痒者适用。

注意事项

对薄荷敏感的人勿在晚上入睡前使用，以免难以入睡。薄荷具有一定的麻痹作用，过量服用会导致呼吸麻痹而死亡。因此，在药品中的使用剂量不能超过规定的限量。阴虚血燥、肝阳偏亢、表虚汗多者忌服。病初愈的人忌用。

良方妙方

1. 薄荷末炼蜜丸，如芡子大，每噙1丸。白砂糖和之亦可。本方出自《简便单方》，具有清上化痰、利咽膈的功效，治风热感冒。

2. 薄荷、金银花、牛蒡子、连翘、僵蚕、马勃、射干、木蝴蝶、柴胡各10克，黄芩、浙贝母、桔梗各15克。水煎服。每日1剂，分3次服用。本方疏散风热、清热解毒、宣肺止咳，治急性上呼吸道感染。

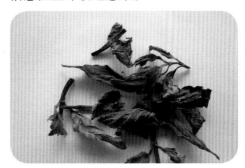

经典论述

《唐本草》："主贼风，发汗。（治）恶气腹胀满。霍乱。宿食不消，下气。"

养生食谱

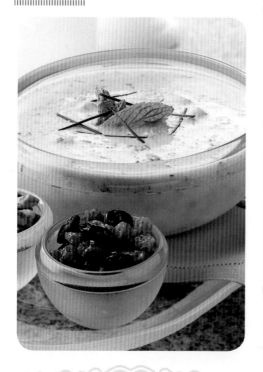

◆ 薄荷绿豆粥

配　方：鲜薄荷 30 克，绿豆、糯米各 50 克。

做　法：

1.将鲜薄荷洗净放入锅中，加水 200 毫升煎煮 10 分钟，滤去药渣留药汁备用；

2.糯米、绿豆洗净，放入锅内加入药汁、水适量，放在大火上烧沸，再用文火煮熟至黏稠即可。

功　效：消暑利水，止渴降烦，清目利咽。

◆ 酸奶小薄荷

配　方：鲜薄荷 10 克，酸奶 100 克。

做　法：鲜薄荷叶洗净切碎，均匀搅拌至酸奶中即可。

功　效：清凉去火，开胃祛湿。

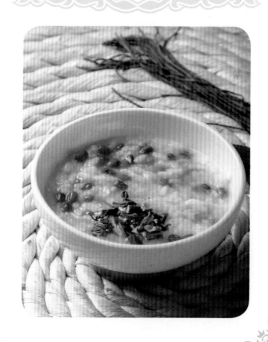

金银花

清热解毒散风热

别　　　　名	忍冬花、鹭鸶花、金藤花、双苞花、金花、银花、双花、二花。
性 味 归 经	味甘，性寒；归肺、心、胃经。
用 法 用 量	内服：煎汤，10～20克；或入丸散。

营养成分

挥发油、绿原酸、异绿原酸、白果醇、β–谷甾醇、豆甾醇等。

养肺原理

金银花性寒味甘气芳香，清热而不伤胃，芳香透达又可祛邪，自古便被誉为清热解毒的良药，常用于治疗风热感冒，对于热症扁桃体炎和咽喉炎，也有一定的疗效。

功用疗效

清热解毒，凉散风热。用于痈肿疔疮，喉痹，丹毒，热毒血痢，风热感冒，温病发热。

适应人群

体质平和或体质内热者适用。中暑、肠炎、痢疾患者适用。

注意事项

金银花性寒，不可常服。脾胃虚寒及气虚疮疡脓清者忌服。女性经期不宜服用。

良方妙方

金银花15克，蜂蜜50克，大青叶10克。将金银花、大青叶放入锅内，加水煮沸，3分钟后将药液滗出，放进蜂蜜，搅拌和匀即可。代茶，每日1剂，病情严重者可适当增加剂量，最多不超过3剂。清热解毒，解表退热。适用于风热感冒，尤宜发热重、咽喉肿痛者。风寒外感发热者不宜服用。

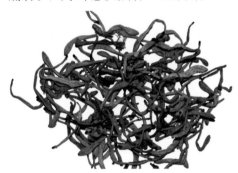

经典论述

1.《本经逢原》："金银花，解毒去脓，泻中有补，痈疽溃后之圣药。但气虚脓清，食少便泻者勿用。痘疮倒陷不起，用此根长流水煎浴，以痘光壮为效，此即水杨汤变法。"

2.《本草通玄》："金银花，主胀满下痢，消痈散毒，补虚疗风，世人但知其消毒之功，味其胀利风虚之用，余子诸症中用之，屡屡见效。"

养生食谱

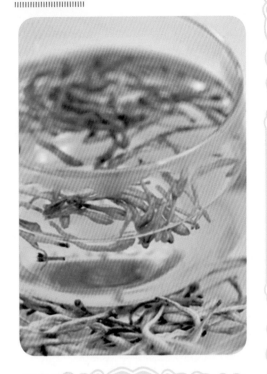

◆ 金银花猪肉汤

配　方：金银花 30 克，当归 20 克，猪肉 250 克，香菜 10 克。

做　法：将金银花、当归洗净放入料包中，将猪肉洗净切片，将葱姜放锅中炒香，加适量的水烧开后放猪肉片、料包，肉熟后加盐、味精、香菜即可。

功　效：清热解毒，暖胃滋阴。

◆ 青叶银花茶

配　方：大青叶 2 克，金银花 1 克。

做　法：在杯中放入大青叶和金银花、冲入沸水，闷泡 8 分钟，温饮。

功　效：抑制病毒感染，预防感冒。

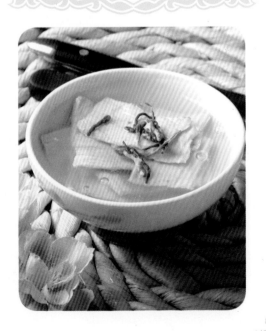

麻黄

发散风寒治感冒

别　　名 龙沙、狗骨、卑相、卑盐。

性味归经 辛，微苦，温；归肺、膀胱经。

用法用量 2～10克，煎服。发汗解表宜生用，止咳平喘多炙用。

营养成分

挥发油、麻黄碱、鞣质、黄酮苷、糊精、菊粉、淀粉、果胶、纤维素、葡萄糖等。

养肺原理

麻黄所含挥发油、麻黄碱等有效成分，能发汗退热、消炎祛痰、止咳平喘，对风寒感冒所致头痛无汗有很好的效果。因其止咳平喘功效强，对剧烈咳嗽、气喘导致的咳嗽性头痛也有缓解作用。

功用疗效

发汗散寒，宣肺平喘，利水消肿。用于风寒感冒，胸闷喘咳，风水浮肿。蜜麻黄润肺止咳，多用于表证已解，气喘咳嗽。

注意事项

本品发汗力较强，故表虚自汗及阴虚盗汗，喘咳由于肾不纳气的虚喘者均应慎用。本品能兴奋中枢神经，多汗、失眠患者慎用。

良方妙方

炙麻黄、陈皮、桔梗、甘草各6克，杏仁、紫菀、百部、款冬花、白前各12克，板蓝根15克，生石膏30克。水煎取药汁。每日1剂，分2次服用，3日为1个疗程。宣肺化痰，行气宽胸。适用于急性支气管炎。

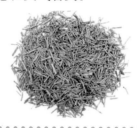

养生食谱

◆ 麻黄雪梨瘦肉汤

配　方: 雪梨2个，麻黄8克，生姜适量，杏仁12克，瘦肉200克，红枣5个。

做　法:

1.雪梨洗净，切成块状，药材洗净、浸泡，瘦肉洗净切块。

2.将上面准备的食材入锅，加入适量的清水，大火烧开改用小火煲2小时，然后放食用盐，按自己的口味调味即可。

功　效: 发汗散寒,宣肺平喘,利水消肿。

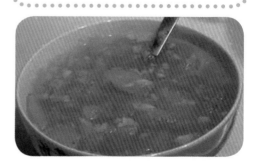

紫苏叶

消痰利肺定喘

别　　　名　苏、苏叶、紫菜。

性味归经　辛，温；入肺、脾经。

用法用量　内服，煎汤，5～10克。

营养成分

蛋白质、脂肪、碳水化合物、磷、铁、钙、胡萝卜、维生素 B_1、维生素 B_2、烟酸、维生素 C、挥发油、紫苏醛等。

养肺原理

紫苏叶具有散寒解表、宣肺止咳、理气和中的功效，对于风寒感冒及其引起的胃脘不适、腹胀、不思饮食有很好的食疗效果。

功用疗效

发表散寒，理气和中，行气安胎，解鱼蟹毒。用于风寒感冒，咳嗽呕恶，妊娠呕吐，鱼蟹中毒。

适应人群

患有感冒、咳嗽气喘、胸腹胀满等症的人适用。脾胃气滞、胸闷、呕吐者适用。妊娠呕吐、妊娠恶阻的人适用。鱼蟹中毒的人适用。

注意事项

气虚多汗者不宜食用；本品芳香，不宜久煮，可冲泡饮或煮汤。

良方妙方

紫苏叶 10 克，生姜 10 克，红糖 20 克，沸水冲泡饮。用于治疗风寒感冒。

经典论述

《本草纲目》："行气宽中，消痰利肺，和血，温中，止痛，定喘，安胎。"

养生食谱

◆ 紫苏粳米粥

配　　方：紫苏9克，红砂糖20克，粳米100克。

做　　法：

1. 紫苏洗净切丝备用，粳米洗净；

2. 锅中加水烧沸，放入粳米，粳米熟后入切好的紫苏丝、红砂糖，煮三分钟即可。

功　　效：解表散寒，宽胸理气。

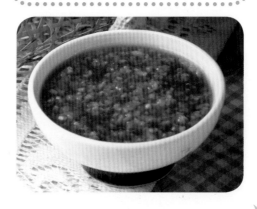

第二节 止咳化痰药

麦门冬

⟶ 润肺养阴缓肺燥

别　　　名 麦冬、不死药、沿阶草、禹余粮。

性味归经 味甘、微苦，性微寒；归心、肺、胃经。

用法用量 内服：煎汤，6～15克；或入丸、散、膏。

营养成分

氨基酸、维生素A、葡萄糖、β-谷甾醇、甾体皂苷等。

养肺原理

麦冬有养肺润肺的功效，常用于治疗阴虚肺燥、干咳、燥咳、劳热咯血等症。

功用疗效

养阴生津，润肺清心。用于肺燥干咳，虚痨咳嗽，津伤口渴，心烦失眠，内热消渴，肠燥便秘，咽白喉。

适应人群

肺燥咳嗽的患者适用。血热妄行及便秘者适用。失眠健忘、神经衰弱者适用。口干舌燥、消渴以及咽喉疼痛者适用。

注意事项

麦门冬恶款冬、苦瓠，畏苦参、青蘘。忌与木耳、鲫鱼同食。脾胃虚寒泄泻的人忌用。风寒咳嗽者忌用。

良方妙方

1. 沙参12克，麦门冬、玉竹、五味子、贝母、杏仁（后下）各9克。水煎取药汁。每日1剂，分2次服用。补气生津。适用于津气两伤所致的肺气肿。

2. 北沙参、茜草各20克，麦门冬、生地黄各15克，牡丹皮、百合各10克，大蓟、小蓟、白茅根、仙鹤草、旱莲草各30克。水煎取药汁。每日1剂，分早、晚2次服用。滋阴润肺，凉血止血，适用于阴虚火旺型支气管扩张咯血。

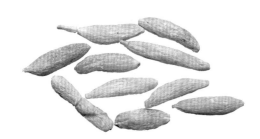

经典论述

《药性论》："治热毒，止烦渴，主大水面目肢节浮肿，下水。治肺痿吐脓，主泄精。"

养生食谱

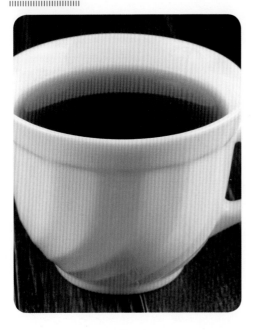

◆ 麦冬茶

配　方：麦冬5～8片，绿茶适量。

做　法：在杯中放入麦冬、绿茶及适量沸水，闷泡10分钟即可。

功　效：疏肝养阴，清热消渴，补益气血。

◆ 沙参麦冬茶

配　方：沙参8克，麦冬、桑叶各6克，蜂蜜适量。

做　法：

1.将沙参、麦门冬、桑叶研成粗末。

2.将药末放入杯中，用沸水冲泡15分钟后，加入蜂蜜，即可饮用。

3.每日1剂，代茶频饮。

功　效：润肺清燥，祛热止渴。

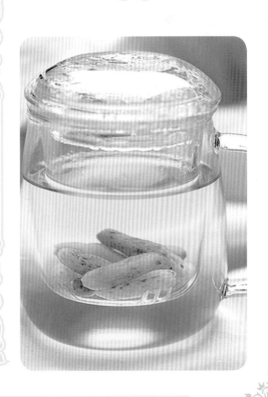

天门冬

清肺生津治干咳

别　　　名	大当门根、天冬、明天冬、天冬草、倪铃、丝冬、赶条蛇、多仔婆。
性味归经	味甘、苦，性寒；归肺、肾经。
用法用量	内服：煎汤，6～15克；熬膏，或入丸、散。

营养成分

天门冬素、天冬酰胺、黏液质、β-谷甾醇、5-甲氧基-甲基糠醛、甾体皂苷、天冬多糖以及多种氨基酸。

养肺原理

天门冬含天冬酰胺有一定平喘镇咳祛痰作用。煎剂体外试验对甲型及乙型溶血性链球菌、白喉杆菌、肺炎双球菌、金黄色葡萄球菌等均有不同程度的抑制作用。

功用疗效

养阴润燥，清肺生津。用于肺燥干咳，顿咳痰黏，咽干口渴，肠燥便秘。

适应人群

肺燥咳嗽、百日咳、肺结核者适用；肠燥便秘者适用；烦躁失眠者适用。

注意事项

天门冬畏曾青。虚寒腹泻、风寒咳嗽者禁服。

良方妙方

肺结核：天门冬、麦门冬各250克，川贝母（碾粉）60克，蜂蜜适量。将二冬煮汁，入川贝母粉，再以蜂蜜收膏。每次服10～15毫升，每日3次。

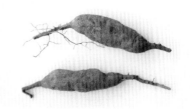

养生食谱

◆ 天冬鲫鱼银丝汤

配　　方：天冬30克，鲫鱼2条，萝卜丝100克。

做　　法：

1.天冬洗净清水泡软，鲫鱼宰杀洗净，萝卜切成丝备用。

2.锅中放少许油，鲫鱼稍煎，放葱姜、天门冬、萝卜丝，加适量的水，大火炖制，等到汤汁浓白鲫鱼软烂即可食用。

功　　效：滋阴润燥，健脾利湿，温中益气。

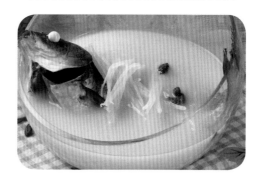

浙贝母

➤ 清热化痰散结止咳

别　　名	浙贝、珠贝、象贝、大贝、元宝贝、土贝母。
性味归经	味苦，性寒；归肺、心经。
用法用量	内服：煎汤，3～10克；或入丸、散。外用：适量，研末撒。

营养成分

浙贝母碱、去氢浙贝母碱、浙贝宁、浙贝维生素 C、浙贝酮、贝母辛碱、浙贝母碱苷、浙贝宁苷、贝母醇、β－谷甾醇、胡萝卜素、脂肪酸等。

养肺原理

浙贝与川贝比较，浙贝的清热散结作用比较好，多用于治疗热咳，急性者较适宜，是中医常用来治疗风热咳嗽、肺痈、咽喉炎、扁桃体炎的药材之一。

功用疗效

清热散结，化痰止咳。用于风热犯肺，痰火咳嗽，肺痈，乳痈，瘰疬，疮毒。

适应人群

热证咳嗽、肺脓肿的人适用。化脓性乳腺炎的患者适用。患咽炎、淋巴结炎的人适用。血热出血的人适用。

注意事项

浙贝母反乌头。寒痰、湿痰及脾胃虚寒者慎服。

良方妙方

天竺黄 15 克，枳壳 10 克，黑豆 30 克，浙贝母 12 克。上药共研为细末。每次服 6 克，早、晚各 1 次。补肝滋肾，清热豁痰，凉心定惊。适用于肺气肿。

养生食谱

◆ 浙贝母山楂秋梨汤

配　方：浙贝母 20 克，山楂 10 克，梨 2 个，冰糖 30 克。

做　法：

1. 浙贝母洗净烘干，山楂洗净，梨去皮切块备用；

2. 锅中加 500 毫升的水，放入贝母、山楂、秋梨，煲制 30 分钟秋梨软烂即可。

功　效：清热化痰，解毒，理气降逆，调中开胃。

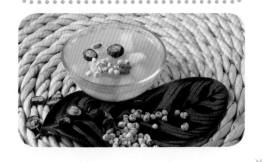

黄精

补气养阴又润肺

别　　　名	老虎姜、鸡头参、鸡头黄精、野生姜、野仙姜、山生姜、鹿竹。
性味归经	味甘，性平；归脾、肺、肾经。
用法用量	内服：煎汤，10～15克，鲜品30～60克；或入丸、散熬膏。

营养成分

烟酸、黏液质、淀粉、黄精多糖、天门冬氨酸、高丝氨酸、二氨基丁酸等。

养肺原理

黄精有养阴润肺的功效，用于肺阴不足、干咳无痰、潮热汗出者，可与养阴润肺药同用。常配伍沙参，二药合用，既能润肺滋阴，又能清热益精，故可用治肺阴不足、燥热咳嗽。

功用疗效

补气养阴，健脾，润肺，益肾。用于脾胃虚弱，体倦乏力，口干食少，肺虚燥咳，精血不足，内热消渴。

适应人群

阴虚肺咳者适用。脾胃虚弱、口干食少、倦怠乏力者适用。肾虚精亏、腰虚酸软、须发早白及消渴的人适用。

注意事项

黄精味苦者不可药用；忌梅实；忌酸、冷食物。中寒泄泻、痰湿痞满气滞者忌服。

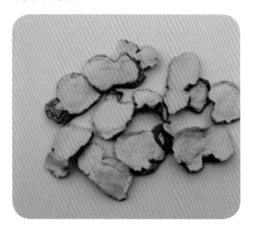

良方妙方

1.肺痨咯血，赤白带：鲜黄精根头60克，冰糖30克，开水炖服。本方出自《闽东本草》。

2.肺阴不足，症见咳嗽痰少、干咳无痰、咳血：黄精30克，冰糖50克。将黄精洗净，用冷水泡浸3～4小时，然后放入锅内，再加冰糖、适量清水，以武火煮沸，再改用文火煮至黄精熟烂。吃黄精喝汤，每日2次。

养生食谱

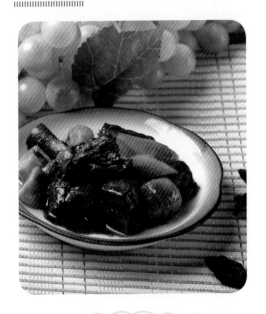

◆ 黄精糯米粥

配　方：黄精 10 克，糯米 150 克，水适量。

做　法：黄精洗净切片，锅中水开后放入黄精煮 10 分钟后取出，再放入糯米熬制成粥即可。

功　效：健脾益胃，补气养阴。

◆ 黄精烧鹿肉

配　方：黄精 9 克，鹿肉 250 克，口蘑 50 克，胡萝卜 50 克。葱、姜、炸蒜子、八角、鸡汤各适量。

做　法：鹿肉飞水，以热油下葱、姜、炸蒜子、八角一同炒香，加鸡汤炖至肉熟，放口蘑、胡萝卜，再炖 15 分钟即可。

功　效：壮阳益精。

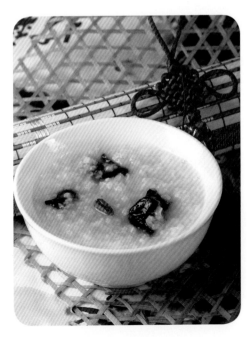

桔梗

止咳祛痰又宣肺

别　　　名	梗草、苦梗、苦桔梗、卢茹、房图、荠世纪、白药、利如、符蔰、大药、苦菜根。
性味归经	味苦、辛，性平；归肺经。
用法用量	内服：煎汤，3～10克；或入丸、散。

营养成分

18种三萜皂苷、桔梗聚糖、菊糖、甾体、脂肪油、脂肪酸、氨基酸、胡萝卜素、维生素C、维生素B₁、铜、锌、锰、白桦脂醇、α-菠菜菜甾醇等。

养肺原理

桔梗根可入药，有止咳祛痰、宣肺排脓等作用，是中医常用止咳祛痰药。

功用疗效

宣肺，利咽，祛痰，排脓。用于咳嗽痰多，胸闷不畅，咽痛，音哑，肺痈吐脓，疮疡脓成不溃。

适应人群

伤风感冒、咳嗽、咽喉肿痛、口舌生疮者；肺脓肿、两胁胀痛者；消化不良、腹泻者；痢疾腹痛者。

注意事项

桔梗畏白及、龙眼、龙胆。桔梗用量不宜过大，否则易导致恶心呕吐。阴虚久嗽、气逆及咳血者忌服。胃及十二指肠溃疡者慎服。

良方妙方

麻黄、桔梗各6克，杏仁、紫苏子各10克，茶叶9克，干姜、诃子各5克，炙甘草3克。水煎取药汁。每日1剂，分2次服用。温肺肃降，化痰平喘。适用于喘息型慢性支气管炎。

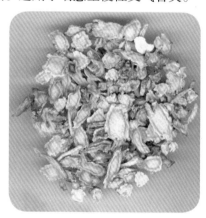

经典论述

1.《本草纲目》："主口舌生疮，赤目肿痛。"

2.《神农本草经》："主胸胁痛如刀刺，腹满，肠鸣幽幽，惊恐悸气。"

3.《日华子本草》："下一切气，止霍乱转筋，心腹胀痛，补五劳，养气，除邪辟温，补虚消痰，破癥瘕，养血排脓，补内漏及喉痹。"

养生食谱

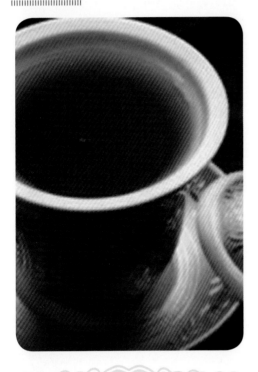

◆ 桔梗大枣鸡肉粥

配　方：桔梗 15 克，大枣 10 颗，大米 100 克，鸡肉 50 克，姜丝 5 克，盐 5 克。

做　法：

1. 桔梗洗净，大枣洗净去核，鸡肉洗净切小丁。

2. 大米、桔梗放入锅中熬粥，粥至九成熟时放鸡肉。粥熟时放入桔梗，放姜丝、盐调味即可。

功　效：润肺利咽。

◆ 桔梗甘草茶

配　方：桔梗、甘草各 100 克。

做　法：

1. 将桔梗、甘草研成粗末。

2. 将药末放入杯中，用热水冲泡 10 分钟。

3. 每日 2 剂。

功　效：清热利咽，化痰止咳。

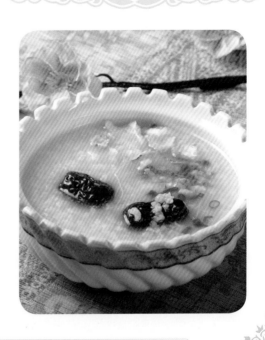

罗汉果

❖ 清热润肺

别　　　名　拉汗果、光果木鳖、罗汉表、假苦瓜、金不换、裸龟巴。

性味归经　味甘，性凉；归肺、脾经。

用法用量　内服：煎汤，15～30克，或炖肉；或开水泡。

营养成分

蛋白质、维生素C、葡萄糖、果糖、脂肪酸、罗汉果苷、苷V、D-甘露醇以及锰、铁、镍、硒、锡、碘、钼等矿物质。

养肺原理

罗汉果含有D-甘露醇，有止咳作用。另外，从罗汉果中提炼的膏质，制成罗汉果冲剂、罗汉果精、罗汉果定喘片等常作肺部、咽喉部的保健药使用。

功用疗效

清热润肺，滑肠通便。用于肺火燥咳，咽痛失音，肠燥便秘。

适应人群

胃热便秘的人适用。咽喉肿痛、肺热咳嗽痰多者适用。经常吸烟、饮酒，需护肝养胃者适用。室外活动、运动量较大、体内水分容易流失的人适用。

注意事项

罗汉果置室内阴凉干燥处保存。罗汉果常用来泡茶喝，但不宜搭配花茶。脾胃虚寒者忌服。肺寒及外感咳嗽者忌用。4岁以下的小儿禁用。

良方妙方

罗汉果1枚，切碎，以沸水冲泡10分钟即成。不拘时饮服。1日1~2次。清肺化痰，止渴润喉。适用于慢性咽喉炎引起的咽喉干燥不适、喉痛失音等症。

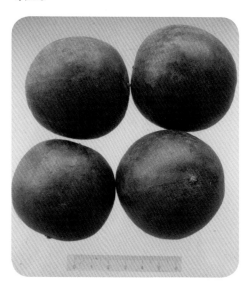

经典论述

1.《岭南采药录》："理痰火咳嗽，和猪精肉煎汤服之。"

2.《广西中药志》："止咳清热，凉血润肠。治咳嗽、血燥胃热便秘等。"

养生食谱

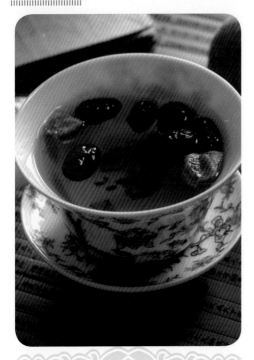

◆ 罗汉果菠菜豆腐汤

配　方：罗汉果1个，菠菜150克，豆腐150克，清汤1000毫升。

做　法：

1.将罗汉果切成细粉，菠菜洗净切丁，豆腐洗净切块。

2.炒锅放油下葱、姜爆香，加入清汤烧开后加入罗汉果、豆腐小火煮10分钟，最后入菠菜，开锅后加入盐、味、胡椒粉调味即可。

功　效：清肺利咽，化痰止咳。

◆ 三宝茶

配　方：罗汉果1/10颗，普洱茶3克，菊花2朵。

做　法：在杯中放入所有茶材及沸水，闷泡5分钟，去渣取汁，温饮。

功　效：润肠通便，清热润肺，止咳化痰，消食除腻。高血压、高脂血症患者及积食便秘者适合饮用。

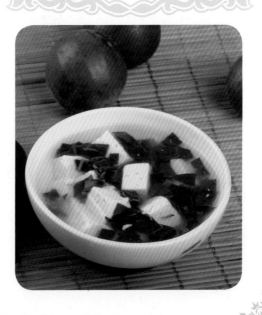

川贝母

化痰止咳能润肺

别 名	贝母、川贝、勤母、药实。	
性味归经	味苦、甘,性微寒;归肺、心经。	
用法用量	内服:煎汤,3 ~ 9 克;研末,1 ~ 1.5 克。	

营养成分

蔗糖、硬脂酸、棕榈酸、松贝辛、松贝甲素、β–谷甾醇等。

养肺原理

川贝母含有川贝母碱、去氢川贝母碱等成分,有镇咳、化痰、镇痛、降压的药理作用,用于治疗急慢性支气管炎、上呼吸道感染及肺结核等引起的咳嗽。

功用疗效

清热润肺,化痰止咳。用于肺热燥咳,干咳少痰,阴虚劳嗽,咯痰带血。

适应人群

慢性支气管炎、支气管哮喘患者适用。患有乳腺炎、肺脓肿、颈淋巴结核的人适用。白内障、黄疸症患者适用。

注意事项

川贝母恶槐花,畏秦艽、矾石、莽草,反乌头。川贝母服用期间,忌食辛辣、油腻食物。脾胃虚寒及有湿痰者不宜。

良方妙方

梨子 1 个、川贝母 10 克。梨子去皮切片,川贝母打碎,加入糖少许,共炖汤服。适用于老年慢性支气管炎之痰热壅肺、肺阴不足型之干咳少痰症。

养生食谱

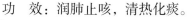

◆ 川贝母炖雪梨

配 方:川贝母 10 克,雪梨 2 个,冰糖银耳 20 克。

做 法:先把川贝母洗净,锅中放入 100 克水加川贝母,雪梨切块,银耳、冰糖一起放入锅中炖 30 分钟即可。

功 效:润肺止咳,清热化痰。

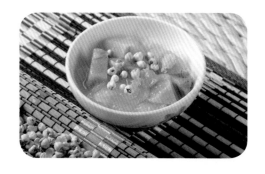

灵芝

──❖ 止咳平喘益肺气

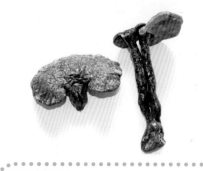

别　　　名　灵芝、神芝、芝草、仙草、瑞草。

性味归经　味甘，性平；归肾、心经。

用法用量　3～9克，水煎服。

营养成分

灵芝多糖、氨基葡萄糖、半乳糖、木糖、甘露糖、麦芽糖、糖醛酸、生物碱、挥发油、水溶蛋白质相多种酶类、甘露醇、麦角甾固醇酶类以及人体必需的多种氨基酸多肽类和微量元素。

养肺原理

灵芝具有补益肺气、温肺化痰、止咳平喘等功效，常服可治痰饮证，见形寒咳嗽、痰多气喘者，尤其对痰湿型或虚寒型疗效较好。

功用疗效

具镇静、镇痛、抗衰老，保护肝脏，抗菌等功效，用于体虚乏力、饮食减少、头昏；心脾两虚、心悸怔忡、失眠健忘；肺气虚、喘咳短气；高血压病、高脂血症、冠心病;白细胞减少症;慢性病毒性肝炎。

养生食谱

◆ 鲜参灵芝蒸乳鸽

配　方：净乳鸽1只(约200克)，鲜人参1支(约25克)，甘薯100克，灵芝片16克，盐3克，白糖1克，花雕酒15克，胡椒粉1克，葱、姜片各5克。

做　法：

1.将乳鸽洗净，从背部剖开，涂匀盐、白糖、花雕酒、胡椒粉腌渍备用。

2.甘薯去皮切块，灵芝片洗净，鲜人参洗净，拌盐、糖入味，放入乳鸽腹中，加葱、姜片，上锅蒸120分钟即可。

功　效：安神益气，止咳平喘。

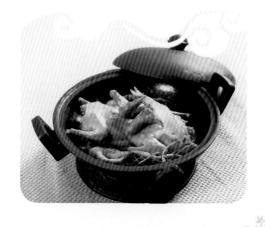

知母

─◦◦► 清热止咳功效佳

别　　　名	蚔母、连母、东根、蒜
	瓣子草、兔子油草、山
	韭菜、穿地龙、淮知母。
性味归经	味苦、甘，性寒；归肺、
	胃、肾经。
用法用量	内服：煎汤，6～12克；
	或入丸、散。

营养成分

知母皂苷、知母多糖、对－羟苯基巴豆油酸、二十五烷酸乙烯酯、β－谷甾醇、杧果苷、烟酸、烟酰胺、泛酸等。

养肺原理

知母常用于肺热咳嗽或阴虚燥咳、痰稠等症。知母常与贝母配伍同用，可以清肺化痰止咳，即二母散。

功用疗效

清热泻火，生津润燥。用于外感热病，高热烦渴，肺热燥咳，骨蒸潮热，内热消渴，肠燥便秘。

适应人群

阴虚火旺，骨蒸潮热、盗汗、心烦不眠的人适用。高热、肺燥咳嗽、口干的人适用。肠燥便秘的人适用。

注意事项

知母勿用铁器煎熬或盛置。不能过量食用，否则可致腹泻。脾虚便溏者不宜。

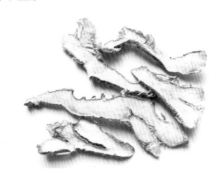

良方妙方

1. 知母（去毛切片，隔纸炒过）、杏仁（姜水泡，去皮尖，焙过）各15克，同煎服。另以萝卜子、杏仁等分为末，加米糊制成药丸。每服50丸，姜汤送下。治久嗽气急。

2. 知母、柴胡、黄芩、荆芥各15克，薄荷（后下）6克，生石膏（先煎）30克。上药加水煎2次，每次取药汁100毫升，共取药汁200毫升。每日1剂，分2次服用。治流感冒引起的高热。

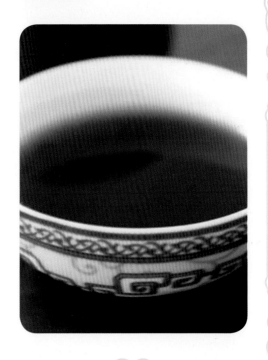

◆ 知母炒芥蓝

配　方：知母 15 克，芥蓝 200 克，银杏 50 克。葱、姜、盐、味精、淀粉各适量。

做　法：

1. 芥蓝、银杏飞水备用，知母水泡透煮熟备用。

2. 锅中烧底油煸香葱、姜，下芥蓝、知母，调盐、味精勾芡炒匀即可。

功　效：清热泻火。

◆ 防己知母茶

配　方：防己 10 克，知母 10 克，大枣 1 枚。

做　法：将上述原料放入杯中，用沸水冲泡 10 分钟，代茶饮。

功　效：清热润燥，祛湿。体弱、阴虚、胃纳不佳者慎用。

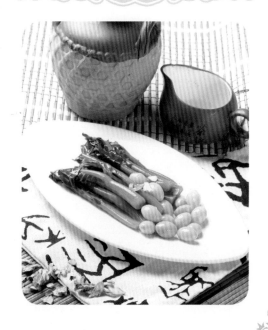

沙参

养阴清肺祛寒热

别　　　名	莱阳沙参、海沙参、辽沙参、条沙参、辽沙参、野香菜根。
性味归经	味甘、微苦，性微寒；归肺、胃经。
用法用量	内服：煎汤，5 ~ 10克；或入丸、散、膏剂。

营养成分

生物碱、淀粉、珊瑚菜素等。

养肺原理

沙参，桔梗科沙参属，多年生草本植物，以根入药，其味甘而微苦，有滋润、祛寒热、清肺止咳的功效，多用来治疗干咳、久咳等症。

功用疗效

养阴清肺，益胃生津。用于肺热燥咳、劳嗽痰血、热病津伤、口渴。

适应人群

慢性支气管炎、肺脓肿、肺结核患者宜服。慢性胃炎、萎缩性胃炎患者宜服。

注意事项

北沙参恶防己，反藜芦。风寒作嗽及肺胃虚寒者忌服。

良方妙方

治一切阴虚火炎，似虚似实，逆气不降，消气不升，烦渴咳嗽，胀满不食：北沙参15克，水煎服。本方出自《林仲先医案》。

经典论述

《本草从新》："专补肺阴，清肺火，治久咳肺痿。"

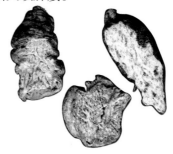

养生食谱

◆ 北沙参香芋炖鸡块

配　　方：老鸡300克，香芋100克，北沙参6克。

做　　法：老鸡改刀成块，香芋去皮切菱形块，北沙参用清水洗净，把老鸡焯水后与北沙参一起煲制25分钟后，加入香芋煲制15分钟鸡肉软烂即可。

功　　效：养阴清肺，益胃生津，温中益气。

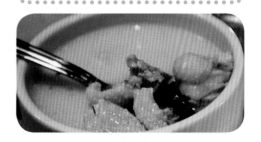

半夏

·⟶ 燥湿化痰止咳喘

别　　名　地文、守田、水玉、示姑。

性味归经　辛、温，有毒；归脾、胃、肺经。

用法用量　3～9克，内服一般炮制后使用。

营养成分

大黄酚、丁二酸、正十六碳酸-1-甘油酯、3-O-（6'-O-棕榈酰基-β-D-吡喃葡萄糖基）豆甾-5-烯、对二羟基苯酚、羟甲基糠醛、邻二羟基苯酚及β-谷甾醇、胡萝卜苷等。

养肺原理

现代研究发现半夏中生物碱能抑制咳嗽中枢，产生镇咳作用。常与陈皮配伍，行气祛痰，可用于治疗痰多咳喘、哮喘等症。

功用疗效

燥湿化痰，降逆止呕，消痞散结。用于湿痰寒痰，咳喘痰多，痰饮眩悸，风痰眩晕，痰厥头痛，呕吐反胃，胸脘痞闷，梅核气；外治痈肿痰核。

良方妙方

半夏不拘多少，香油炒，为末，粥丸梧子大。每服三五十丸，姜汤下，治湿痰喘急，止心痛。本方出自《丹溪心法》。

经典论述

《本草纲目》："除腹胀，目不得瞑，白浊，梦遗，带下。"

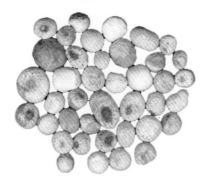

养生食谱

◆ 半夏天麻茶

配　方：半夏、白术、陈皮各6克，天麻10克。

做　法：

1.将半夏、白术、陈皮加水煎煮，取汁。天麻另炖，与药汁混合。

2.代茶服用。

功　效：健脾祛湿，化痰息风。

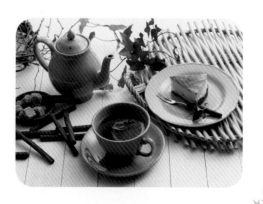

橘皮

燥湿化痰能镇咳

别　　名	陈皮、贵老、黄橘皮、红皮、广橘皮、新会皮、柑皮、广陈皮。
性味归经	味苦、辛，性温；归肺、脾经。
用法用量	内服：煎汤，3~9克；或入丸、散。

营养成分

橙皮苷、胡萝卜素、隐黄素、维生素 C、维生素 B_1、果胶、柠檬烯等。

养肺原理

陈皮气味芳香，在日常生活中，常被用来作为泡茶的材料。它具有理气燥湿化痰的功效，与半夏配伍，以行气化痰，用于治疗咳嗽痰多、哮喘等症。

功用疗效

理气健脾，燥湿化痰。用于胸脘胀满，食少吐泻，咳嗽痰多。

适应人群

脾胃气滞、脘腹胀满、消化不良、食欲不振、咳嗽多痰之人适用；高血压、心肌梗死、脂肪肝患者适用。急性乳腺炎者适用。

注意事项

陈皮不宜与半夏、南星同用；不宜与温热香燥之药同用。气虚体燥、阴虚燥咳、吐血及内有实热者慎服。

良方妙方

1. 枳实、竹茹、半夏、茯苓各 10 克，陈皮 12 克，甘草、生姜、大枣各 6 克。水煎取药汁。每日 2 剂，分 4 次服用。化痰止咳。适用于金黄色葡萄球菌肺炎。

2. 陈皮 9 克，水煎热服，治痰膈气胀。本方出自《简便单方》。

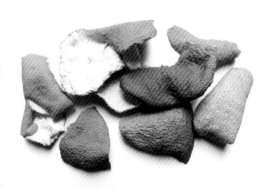

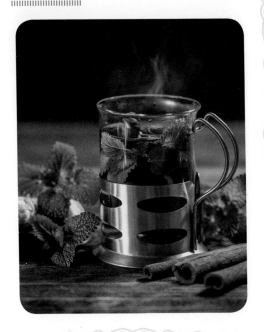

◆ 橘皮粳米粥

配　方：橘皮 15 克，粳米 100 克，冰糖 30 克。

做　法：

1. 橘皮洗净，切块置锅中加水适量，大火烧开再用文火煮半小时，滤去药渣留汁备用。

2. 把粳米洗净放入锅中，加药汁水适量，烧开，再用文火把粥煮熟，放冰糖搅匀即可。

功　效：调中开胃，补中益气。

◆ 橘皮竹茹茶

配　方：陈皮、竹茹各 12 克，甘草 6 克，人参 5 克，大枣 5 枚，生姜 4 片。

做　法：

1. 将陈皮、甘草、竹茹、人参研成粗末，备用。

2. 用纱布包好研磨好的药末，加材料后用沸水冲泡 15 分钟即可。

3. 每日 1 剂，分 3 ~ 4 次饮用。

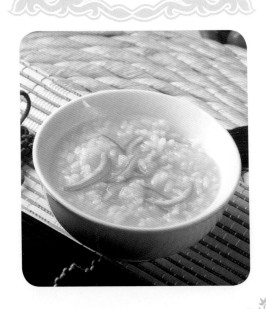

杏仁

降气止咳平喘

别　　　名　苦杏仁、杏核仁、杏子、杏梅仁、木落子。

性味归经　味苦，性温，有毒；归肺、脾、大肠经。

建议食用量　4.5～9克，生品入煎剂宜后下。

营养成分

蛋白质、膳食纤维、钙、钾、钙、苦杏仁苷、苦杏仁酶、脂肪油。

养肺原理

中医中药理论认为，杏仁具有生津止渴、润肺定喘的功效，常用于肺燥咳喘等患者的保健与治疗。

功用疗效

降气止咳平喘，润肠通便。用于咳嗽气喘，胸满痰多，血虚津枯，肠燥便秘。

适应人群

便秘的人适用。癌症患者适用。咳喘的人适用。

注意事项

内服不宜过量，以免中毒。阴虚咳嗽及大便溏泄者忌服。婴幼儿慎用。

良方妙方

苦杏仁、冰糖各等分，研碎混合，装瓶备用。早、晚各服6克，10日为一个疗程。治疗慢性气管炎。

经典论述

1.《本草纲目》："杀虫，治诸疮疥，消肿，去头面诸风气鼓疱。"

2.《神农本草经》："主咳逆上气雷鸣，喉痹，下气，产乳金疮，寒心奔豚。"

3.《名医别录》："主惊痫，心下烦热，风气去来，时行头痛，解肌，消心下急，杀狗毒。"

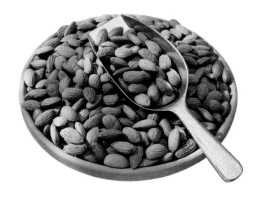

养生食谱

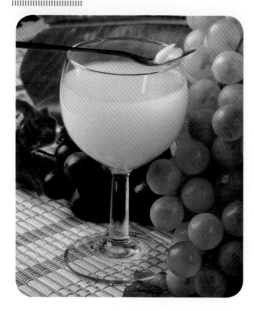

◆ 杏仁拌凉瓜

配　方：凉瓜 200 克，杏仁 20 克，盐 2 克，味精 1 克，香油适量。

做　法：

1. 将凉瓜洗净改刀切成片焯水备用。

2. 杏仁泡淡盐水 20 分钟，与凉瓜一起放容器中，加盐、味精、香油拌匀即可。

功　效：清热润肺，养肝明目，生津止咳，利尿通便，降压降糖。

◆ 杏仁麦冬饮

配　方：甜杏仁 12 克，麦冬 15 克，冰糖适量。

做　法：甜杏仁洗净泡透，打碎成浆；麦冬洗净后加水煎煮 15 分钟后，放入杏仁浆，加冰糖再煎 5 ～ 6 分钟即可。

功　效：止咳平喘，滋阴润肺。

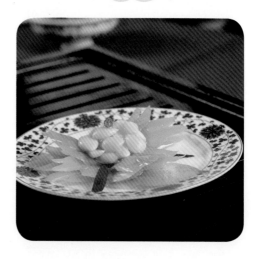

茯苓

利水渗湿化痰

别　　　名	杜茯苓、茯菟、松腴、不死面、松薯、松木薯、松苓。
性味归经	味甘、淡，性平；归心、肺、脾、肾经。
用 法 用 量	内服：煎汤，10～15克；或入丸散。

营养成分

蛋白质、脂肪、甾醇、卵磷脂、葡萄糖、钾、β-茯苓聚糖、树胶、甲壳质、腺嘌呤、组氨酸、胆碱、脂肪酶、蛋白酶、乙酰茯苓酸、茯苓酸等。

养肺原理

茯苓是常用的利水化湿，健脾和胃的药材，可用于治疗肺气肿引起的水肿胀满、痰饮咳逆等症。

功用疗效

利水渗湿，健脾宁心。用于水肿尿少，痰饮眩悸，脾虚食少，便溏泄泻，心神不安，惊悸失眠。

适应人群

身体免疫低下的人适用。水肿症患者适用。腹泻、大便稀薄的人适用。心神不安、心性失眠的人适用。

注意事项

茯苓恶白敛，畏牡蒙、地榆、雄黄、秦艽、龟甲，忌米醋。虚寒精滑或气虚下陷者忌用。

良方妙方

茯苓200克，桂枝、白术各150克，甘草100克。上药加水6升，煮取3升，分3次温服。本方名为苓桂术甘汤，治心下有痰饮、胸胁支满目眩，出自《金匮要略》。

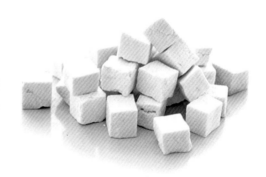

经典论述

1.《神农本草经》："主胸胁逆气，忧恚惊邪恐悸，心下结痛，寒热烦满，咳逆，口焦舌干，利小便。"

2.《日华子本草》："补五劳七伤，安胎，暖腰膝，开心益智，止健忘。"

养生食谱

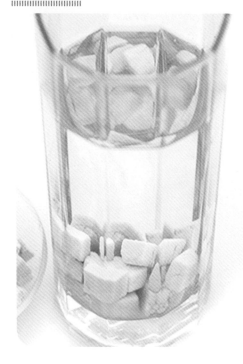

◆ 茯苓莲藕粥

配　方：茯苓 15 克，莲藕 100 克，大枣 50 克，粳米 80 克，糖 15 克。

做　法：

1.粳米洗净，莲藕去皮洗净切丁，茯苓磨粉，大枣洗净待用。

2.将粳米加水适量煮粥，待粥将熟时放入茯苓粉、红枣、藕丁，煮熟后加白糖搅匀即可。

功　效：健脾开胃，利水滋阴。

◆ 茯苓蜂蜜茶

配　方：茯苓 10 ~ 15 克，蜂蜜适量。

做　法：在杯中放入茯苓及适量沸水，闷泡10分钟，调入蜂蜜即可。

功　效：健脾和胃，渗湿利水，宁心安神。

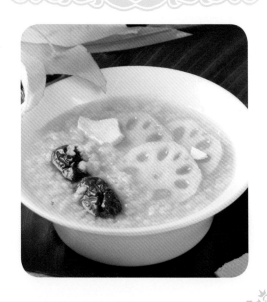

玉竹

❀养阴生津兼润肺

别　　　名	萎蕤、玉参、尾参、小笔管菜、甜草根、靠山竹。
性味归经	味甘，性微寒；归肺、胃经。
用法用量	内服：煎汤，6～12克；熬膏、浸酒或入丸、散。

营养成分

维生素A、甾苷、玉竹黏液质等。

养肺原理

玉竹具有养阴润燥、清热生津止咳等功效，可做高级滋补食品、佳肴和饮料，具有保健作用。

功用疗效

养阴润燥，生津止渴。用于肺胃阴伤，燥热咳嗽，咽干口渴，内热消渴。

适应人群

体质虚弱、免疫力低下的人适用。阴虚燥热、食欲不振的人适用。肥胖者适用。

注意事项

玉竹畏咸卤。痰湿气滞者禁服。脾虚便溏者慎服。

良方妙方

1.久咳，痰少，咽干，乏力：玉竹、北沙参各15克，川贝5克，麦门冬、北五味子各10克。水煎服。每日1剂。

2.玉竹12克，白糖20克。玉竹、白糖放入锅中，加水煮熟，备用。饮汤食药，每日1剂。滋阴润肺，养胃生津。适用于动脉硬化。

经典论述

1.《本草纲目》："主风温自汗灼热，及劳疟寒热，脾胃虚乏，男子小便频数，失精，一切虚损。"

2.《神农本草经》："主中风暴热，不能动摇，跌筋结肉，诸不足。久服去面黑，好颜色，润泽。"

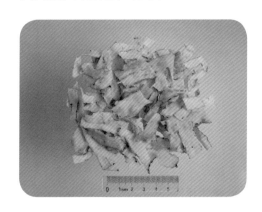

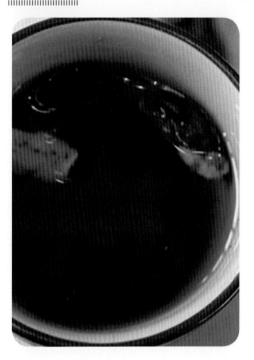

◆ 玉竹山药炖乌鸡

配　方：玉竹 12 克，草菇 35 克，乌鸡 1 只（约 500 克），植物油、葱、姜、料酒、盐、胡椒粉、水各适量。

做　法：

1. 玉竹洗净，草菇飞水备用，乌鸡洗净剁块飞水备用。

2. 将乌鸡、玉竹放入锅中，加葱、姜、料酒、盐、胡椒粉、水适量、猪油，用大火烧沸，小火炖 1 小时即可。

功　效：滋阴润肺，温中益气。

◆ 玉竹桑椹茶

配　方：玉竹、桑椹各 12 克，红枣 2 枚。

做　法：将上述材料一起放入杯中，倒入沸水，盖盖子闷泡约 15 分钟后饮用。

功　效：滋阴养血，益气安神。

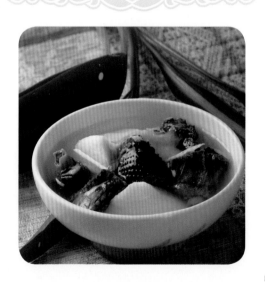

人参

益肺生津补元气

别　　　　名	血参、黄参、孩儿参、人衔、鬼盖、土精、地精、玉精、金井玉阑。
性味归经	味甘、微苦，性平；归脾、肺、心经。
用法用量	内服：煎汤，3～10克，大剂量10～30克。

营养成分

葡萄糖、果糖、蔗糖、维生素 B_1、维生素 B_2、人参皂苷、挥发油、人参酸、泛酸、多种氨基酸、胆碱、酶、精胺、胆胺等。

养肺原理

人参可大补元气、益肺生津，可用来治疗肺虚咳喘、肺虚久咳、卫气虚不能固表引起的经常感冒、肺气肿等病。

功用疗效

大补元气，复脉固脱，补脾益肺，生津，安神。用于体虚欲脱，肢冷脉微，脾虚食少，肺虚喘咳，津伤口渴，内热消渴，久病虚羸，惊悸失眠，阳痿宫冷；心力衰竭，心源性休克。

适应人群

大病导致元气欲脱者以及休克的人适用。脾虚体倦乏力、食欲不振、呕吐腹泻者适用。体虚多汗、自汗的人适用。失眠、多梦、惊悸的人适用。肾虚阳痿、早泄、尿频的人适用。

注意事项

人参反藜芦，畏五灵脂，恶皂荚。人参忌与萝卜同食；服食人参后，忌饮茶；不宜与葡萄同食。人参无论是煎服还是炖服，忌用五金炊具。实证、热证而正气不虚者忌服。

良方妙方

人参末60克，鹿角胶（炙，研）30克。每服9克，用薄荷、豉汤200毫升，葱少许，入锅煎一二沸。遇咳时，温呷3～5口。用于治肺虚久咳。

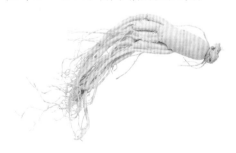

经典论述

1.《神农本草经》："主补五脏，安精神，止惊悸，除邪气，明目，开心益智。"

2.《日华子本草》："调中治气，消食开胃。"

养生食谱

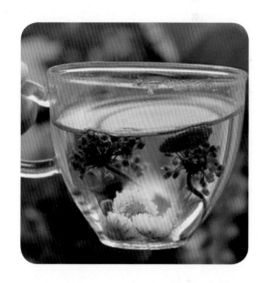

◆ 人参红枣茶

配　方：人参 3 ~ 5 克，大枣 10 颗。

做　法：在保温杯中放入人参片及去核的大枣，加沸水，闷泡 15 分钟即可。

功　效：补虚生血，补脾和胃，益气生津。

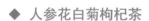

◆ 人参花白菊枸杞茶

配　方：人参花、杭白菊各 5 克，枸杞子 6 粒。

做　法：将上述材料一起放入杯中，倒入沸水，盖盖子闷泡约 5 分钟后饮用。

功　效：补肾益气，清肝明目。

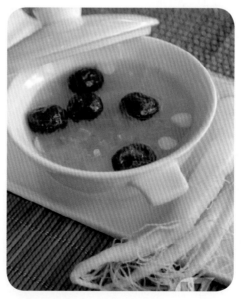

大枣

补中益气兼补血

别 名	红枣、大枣、枣子。
性味归经	性平温，味甘；归脾、胃经。
建议食用量	每天5～10枚（50～100克）。

营养成分

蛋白质、膳食纤维、糖类、维生素C、磷、钾、钠、钙、桦木酸、山楂酸、光千金藤碱、N-去甲基荷叶碱、黄酮苷、大枣皂苷等。

养肺原理

大枣，维生素含量非常高，有"天然维生素丸"的美誉，具有滋阴补阳、补血之功效。红枣配伍生姜、桂枝、芍药，可调和营卫，用于治疗风寒感冒。

功用疗效

补中益气，养血安神。用于脾虚食少，乏力便溏，妇人脏躁。

适应人群

脾胃虚弱、食欲不振、大便溏薄的人适用。气血不足、心悸失眠的人适用。过敏体质及过敏性疾病者适用。

注意事项

枣不宜与黄瓜、萝卜同食。枣忌与退热药同用，否则会降低对药物的吸收速度。腹胀呕吐者忌食。腹内有寄生虫症者忌食。小儿、妇女生产前后不宜食用。黄疸、糖尿病患者忌食。

良方妙方

太子参15克，紫苏叶10克，生姜3克，大枣5枚。水煎服。每日1剂，连服2～3日。治气虚感冒。

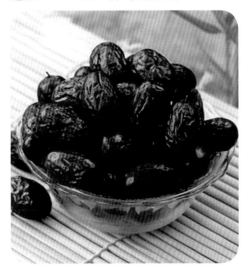

经典论述

1.《名医别录》："补中益气，强力，除烦闷，疗心下悬，肠澼。"

2.《神农本草经》："主心腹邪气，安中养脾，助十二经。平胃气，通九窍，补少气、少津液，身中不足，大惊，四肢重，和百药。"

养生食谱

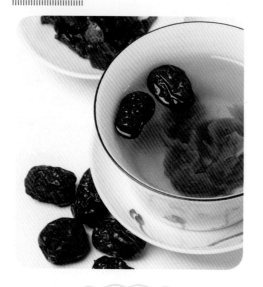

◆ 芹菜红枣茶

配　方：芹菜 250 克，红枣 10 颗。

做　法：将切碎的芹菜与红枣一同放入保温杯，加沸水闷泡 20 分钟即可。

功　效：补中益气，祛风去湿。

◆ 甘麦大枣茶

配　方：小麦、大枣各 30 克，甘草、洞庭碧螺春各 6 克，蜂蜜适量。

做　法：

1. 将甘草、小麦研成粗药末。

2. 将药末、大枣、洞庭碧螺春放入保温杯中，用沸水冲泡 15 分钟后，加蜂蜜即可。

3. 每日 1 剂，不拘时，代茶饮。

功　效：养心安神，补肝除烦。

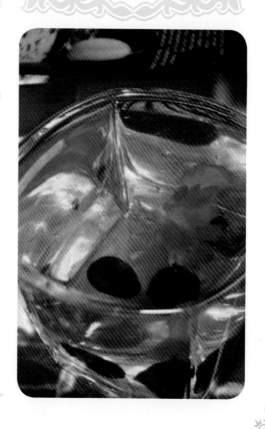

西洋参

补气益肺清虚火

别 名	西洋人参、西参、顶光参、洋参、花旗参、美国人参、佛兰参。
性味归经	味甘、微苦，性凉；归心、肺、肾经。
用法用量	每日3～6克，或多至9克。泡茶，煎汤，煎膏滋。

营养成分

人参皂苷、挥发油、树脂以及精氨酸、天冬氨酸等18种氨基酸。

养肺原理

中医认为西洋参有益肺阴、清虚火、生津止渴的作用，常用来配伍治疗肺虚久咳、肺结核。

功用疗效

补气养阴，清热生津。用于气虚阴亏，内热，咳喘痰血，虚热烦倦，消渴，口燥咽干。西洋参具有抗疲劳、抗氧化、抗应激、抑制血小板聚集、降低血液凝聚的作用，另外，对糖尿病患者还有调节血糖作用。

适应人群

身体免疫力低下者适用。失眠、烦躁、记忆力衰退的人及老年痴呆者适用。患高血压、心律失常、冠心病、急性心肌梗死、脑血栓等心脑血管疾病的人适用。糖尿病患者可用。慢性胃病、胃肠虚弱者适用。

注意事项

西洋参不宜与藜芦、白萝卜同用。西洋参忌铁器及火炒。寒症病人不宜使用。

良方妙方

1.西洋参5～10克，水煎服。治支气管炎、肺气肿患者阴虚火旺、五心烦热、咳喘而痰少或痰中带血。

2.西洋参6克，百合30克。上药加蜂蜜，上笼蒸熟食用。治肺阴虚，咳嗽咯血，反复难愈。

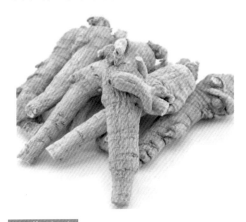

经典论述

1.《本草从新》："补肺降火，生津液，除烦倦。虚而有火者相宜。"

2.《本草求原》："清肺肾，凉心脾以降火，消暑，解酒。"

养生食谱

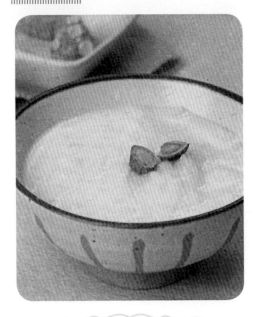

◆ 西洋参淮山蒸乌鸡

配　方：西洋参 10 克，淮山药 20 克，乌鸡 1 只。

做　法：西洋参切片，淮山药用水泡软，乌鸡剁成块飞水，把制好的原料一起放到盆里，加入清汤和适量的葱姜，上笼蒸至鸡肉软烂即可。

功　效：补气养阴清虚火，活血化瘀，养血补脾。

◆ 洋参牛奶粥

配　方：西洋参 4 克，牛奶 250 克，大米 100 克，冰糖适量。

做　法：

1. 将洋参研为细末备用；大米淘洗干净。

2. 取大米加清水适量煮沸后，下西洋参、牛奶，煮至粥熟，出锅前加入冰糖调味即可。

功　效：益气养阴，生津止渴。

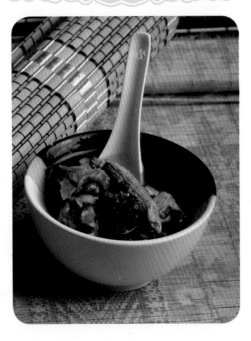

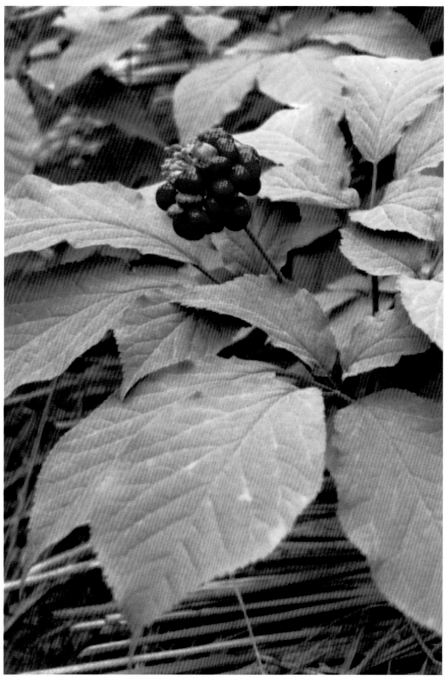

西洋参

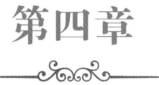

第四章

常见肺病名方妙方

感冒

感冒是一种最为常见的呼吸道疾病。"感冒"一词，最早见于中国北宋的《仁斋直指方·诸风》，书中说："感冒风邪，发热头痛，咳嗽声重，涕唾稠黏。"一般来说，感冒大致可分为两种，即普通感冒和流行感冒。

中医根据辨证施治的原理，把普通感冒分为风寒感冒：怕冷，发热轻或不发热，无汗，鼻痒，鼻塞声重，打喷嚏，流清涕，咳嗽，咯痰白，肢体酸楚疼痛；风热感冒：微恶风寒，发热重，有汗，鼻塞，流黄浊涕，咯浓痰，痰色常呈黄色，咽喉红肿疼痛，口渴喜饮；暑湿感冒：病人浑身发热，有头重身重感，胸闷，心烦口渴。

流行性感冒，简称流感，是由流感病毒引起的急性呼吸道传染病。流感症状影响全身，包括发热发冷、出汗、鼻塞、咳嗽、头痛、全身酸痛、肌肉痛、骨痛、食欲不振等，严重时会引起支气管炎、肺炎、心肌炎等并发症，治疗不及时可致死。

荆防败毒散

》（《摄生众妙方》）

【组成】羌活、独活、柴胡、前胡、枳壳、茯苓、防风、荆芥、桔梗、川芎各4.5克，甘草15克。

【用法】上药用水300毫升，煎至240毫升，温服。

【功用】发汗解表，散风祛湿。

【证候】风寒感冒。

恶寒重，发热轻，无汗，头痛，肢节酸疼，鼻塞声重，时流清涕，喉痒，咳嗽，痰吐稀薄色白，舌苔薄白，脉浮或浮紧。

【按语】本方为治疗风寒感冒常用方。方中以荆芥、防风解表散寒；柴胡解表疏风；羌活、独活散寒除湿，为治肢体疼痛之要药；川芎活血散风止头痛；枳壳、前胡、桔梗宣肺利气；甘草化痰和中。风寒重，恶寒甚者，加麻黄、桂枝，头痛加白芷，项背强痛加葛根；风寒夹湿，身热不扬，身重苔腻、脉濡者，用羌活胜湿汤加减；风寒兼气滞、胸闷呕恶者，用香苏散加减；表寒兼里热，又称"寒包火"，发热恶寒，鼻塞声重，周身酸痛，无汗口渴，咽痛，咳嗽气急，痰黄黏稠，或尿赤便秘，舌苔黄白相间，脉浮数，解表清里，用双解汤加减。

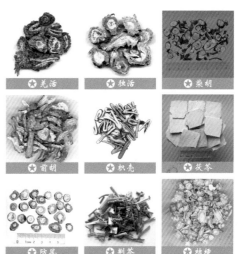

☆羌活　☆独活　☆柴胡
☆前胡　☆枳壳　☆茯苓
☆防风　☆荆芥　☆桔梗

银翘散

» (《温病条辨》)

【组成】金银花、连翘各 15 克，荆芥穗、淡竹叶各 4 克，淡豆豉、生甘草各 5 克，牛蒡子、薄荷、桔梗各 6 克。

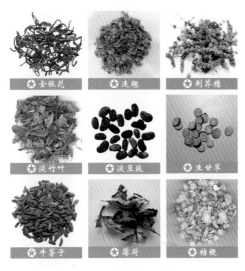

★金银花　★连翘　★荆芥穗
★淡竹叶　★淡豆豉　★生甘草
★牛蒡子　★薄荷　★桔梗

【用法】共为粗末，每服 18 克，以鲜芦根汤送服。

【功用】辛凉透表，清热解毒。

【证候】风热感冒。

发热，微恶风寒，或有汗，鼻塞喷嚏，流稠涕，头痛，咽喉疼痛，咳嗽痰稠，舌苔薄黄，脉浮数。

【按语】本方为治疗风热感冒常用方。方中以金银花、连翘辛凉透表，兼以清热解毒；薄荷、荆芥穗、淡豆豉疏风解表，透热外出；桔梗、牛蒡子、甘草宣肺祛痰，利咽散结；淡竹叶、芦根甘凉轻清，清热生津止渴。发热甚者，加黄芩、石膏、大青叶清热；头痛重者，加桑叶、菊花、蔓荆子清利头目；咽喉肿痛者，加板蓝根、玄参利咽解毒；咳嗽痰黄者，加黄芩、知母、浙贝母、杏仁、瓜蒌壳清肺化痰；口渴重者，重用芦根，加花粉、知母清热生津。

时行感冒，呈流行性发生，寒战高热，全身酸痛，酸软无力，或有化热传变之势，重在清热解毒，方中加大青叶、板蓝根、重楼、贯众、石膏等。

新加香薷饮

» (《温病条辨》)

【组成】香薷、厚朴、连翘各 6 克，金银花、鲜扁豆各 9 克。

【用法】水煎服。

【功用】祛暑解表，清热化湿。

【证候】暑湿感冒。

发生于夏季，面垢身热汗出，但汗出不畅，身热不扬，身重倦怠，头昏重痛，或有鼻塞流涕，咳嗽痰黄，胸闷欲呕，小便短赤，舌苔黄腻，脉濡数。

【按语】本方为治疗暑湿感冒常用方。方中以香薷发汗解表；金银花、连翘辛凉解表；厚朴、扁豆和中化湿。

暑热偏盛，加黄连、青蒿、鲜荷叶、鲜芦根清暑泄热；湿困卫表，身重少汗恶风，加清豆卷、藿香、佩兰芳香化湿宣表；小便短赤，加六一散、赤茯苓清热利湿。

暑湿感冒或感冒而兼见中焦诸症者，可用成药藿香正气丸（片、水、软胶囊）等。

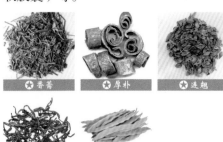

★香薷　★厚朴　★连翘

★金银花　★鲜扁豆

参苏饮

» (《太平惠民和剂局方》)

【组成】人参、紫苏叶、干葛（洗）、半夏（汤洗七次，姜汁制炒）、前胡（去苗）、茯苓（去皮）各三分（6克），枳壳（去瓤，麸炒）、桔梗（去芦）、木香、陈皮（去白）、甘草（炙）各半两（4克）。

【用法】加生姜 7 片，大枣 1 枚，水煎温服。

【功用】益气解表，理气化痰。

【证候】气虚外感风寒。

素体气虚者易反复感冒，感冒则恶寒较重，或发热，热势不高，鼻塞流涕，头痛，汗出，倦怠乏力，气短，咳嗽咯痰无力，舌质淡苔薄白，脉浮无力。

【按语】本方为治疗气虚外感风寒、内有痰湿证的常用方。方中以人参、茯苓、甘草益气以祛邪；紫苏叶、葛根疏风解表；半夏、陈皮、桔梗、前胡宣肺理气、化痰止咳；木香、枳壳理气调中；姜、枣调和营卫。表虚自汗者，加黄

芪、白术、防风益气固表；气虚甚而表证轻者，可用补中益气汤益气解表。凡气虚易于感冒者，可常服玉屏风散，增强固表卫外功用，以防感冒。

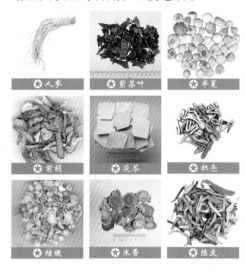

★人参　★紫苏叶　★半夏

★前胡　★茯苓　★枳壳

★桔梗　★木香　★陈皮

加减葳蕤汤

» (《重订通俗伤寒论》)

【组成】玉竹、淡豆豉各9克，薄荷、桔梗各5克，生葱白6克，白薇3克，红枣2枚，炙甘草1.5克。

【用法】水煎服。

【功用】滋阴解表。

【证候】阴虚感冒。

阴虚津亏，感受外邪，津液不能作汗外出，微恶风寒，少汗，身热，手足心热，头昏心烦，口干，干咳少痰，鼻塞流涕，舌红少苔，脉细数。

【按语】本方专为素体阴虚、感受风热患者而设。方中以白薇清热和阴，玉竹滋阴助汗；葱白、薄荷、桔梗、豆豉疏表散风；甘草、大枣甘润和中。

咳嗽咳痰不爽，可加川贝母、杏仁、瓜蒌皮以止咳化痰；心烦口渴较甚，加芦根、竹叶、天花粉以清热生津；表证较重,酌加葛根、防风以祛风解表。

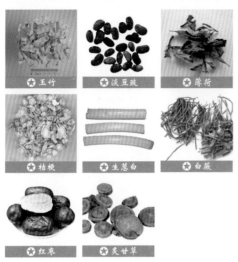

★玉竹　　★淡豆豉　　★薄荷

★桔梗　　★生葱白　　★白薇

★红枣　　★炙甘草

咳嗽

咳嗽是指外感或内伤等因素，导致肺失宣肃，肺气上逆，冲击气道，发出咳声或伴咯痰为临床特征的一种病症。历代将有声无痰称为咳，有痰无声称为嗽，有痰有声谓之咳嗽。临床上多为痰声并见，很难截然分开，故以咳嗽并称。

肺气不清，失于宣肃，上逆作声而引起咳嗽为本病症的主要症状。由于感邪的性质、影响的脏腑、痰的寒热、火的虚实等方面的差别，咳嗽有不同的临床表现。咳嗽的病程，有急性咳嗽和慢性咳嗽。咳嗽的时间，有白日咳嗽甚于夜间者，有早晨、睡前咳嗽较甚者，有午后、黄昏、夜间咳嗽较甚者。咳嗽的节律，有时作咳嗽者，有时时咳嗽者，有咳逆阵作、连声不断者。咳嗽的性质，有干性咳嗽、湿性咳嗽。咳嗽的声音，有咳声洪亮有力者，有咳声低怯者，有咳声重浊者，有咳声嘶哑者。咳痰的色、质、量、味等也有不同的临床表现。痰色有白色、黄色、灰色甚至铁锈色、粉红色等。痰的质地有稀薄、黏稠等。有痰量少甚至干咳者，有痰量多者。痰有无明显气味者，也有痰带腥臭者。

咳嗽的治疗应分清邪正虚实。外感咳嗽，为邪气壅肺，多为实证，故以祛邪利肺为治疗原则，根据邪气风寒、风热、风燥的不同，应分别采用疏风、散寒、清热、润燥治疗。内伤咳嗽，多属邪实正虚，故以祛邪扶正、标本兼顾为治疗原则，根据病邪为"痰"与"火"，祛邪分别采用祛痰、清火为治，正虚则养阴或益气为宜，又应分清虚实主次处理。

咳嗽的治疗，除直接治肺外，还应从整体出发注意治脾、治肝、治肾等。外感咳嗽一般均忌敛涩留邪，当因势利导，俟肺气宣畅则咳嗽自止；内伤咳嗽应防宣散伤正，注意调理脏腑，顾护正气。咳嗽是人体祛邪外达的一种病理表现，治疗绝不能单纯见咳止咳，必须按照不同的病因分别处理。

桑菊饮

» (《温病条辨》)

【组成】桑叶 10 克, 菊花 10 克, 杏仁 10 克, 连翘 10 克, 薄荷 5 克, 桔梗 5 克, 甘草 5 克, 苇根 5 克。

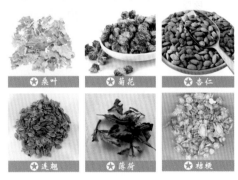

★桑叶　★菊花　★杏仁

★连翘　★薄荷　★桔梗

【用法】水煎服, 煎煮时间不宜长。煎液滤后, 亦可作洗眼用。

【功用】疏风清热。

【证候】风热犯肺。

咳嗽咳痰不爽, 痰黄或稠黏, 喉燥咽痛, 常伴恶风身热, 头痛肢楚, 鼻流黄涕, 口渴等表热证, 舌苔薄黄, 脉浮数或浮滑。

【按语】方中桑叶、菊花、薄荷疏风清热; 桔梗、杏仁、甘草宣降肺气, 止咳化痰; 连翘、芦根清热生津。咳嗽甚者, 加前胡、瓜壳、枇杷叶、浙贝母清宣肺气, 化痰止咳; 表热甚者, 加金银花、荆芥、防风疏风清热; 咽喉疼痛, 声音嘎哑, 加射干、牛蒡子、山豆根、板蓝根清热利咽; 痰黄稠, 肺热甚者, 加黄芩、知母、石膏清肺泄热; 若风热伤络, 见鼻衄或痰中带血丝者, 加白茅根、生地凉血止血;

热伤肺津, 咽燥口干, 加沙参、麦冬清热生津; 夏令暑湿加六一散、鲜荷叶清解暑热。

桑杏汤

» (《温病条辨》)

【组成】桑叶、贝母、豆豉、山栀子、梨皮各一钱 (3 克), 杏仁一钱五分 (4.5 克), 沙参二钱 (6 克)。

【用法】水煎服。

【功用】清宣温燥, 润肺止咳。

【证候】风燥伤肺。

喉痒干咳, 无痰或痰少而黏连成丝, 咳痰不爽, 或痰中带有血丝, 咽喉干痛, 唇鼻干燥, 口干, 常伴鼻塞、头痛, 微寒, 身热等表证, 舌质红干而少津, 苔薄白或薄黄, 脉浮。

【按语】本方为治疗温燥伤肺轻证的常用方。方中桑叶、豆豉疏风解表, 清宣肺热; 杏仁、贝母化痰止咳; 沙参、梨皮、山栀子清热润燥生津。表证较重者, 加薄荷、荆芥疏风解表; 津伤较甚者, 加麦冬、玉竹滋养肺阴; 肺热重者, 酌加生石膏、知母清肺泄热; 痰中带血丝者, 加生地、白茅根清热凉血止血。

另有凉燥伤肺咳嗽, 乃风寒与燥邪相兼犯肺所致, 表现干咳而少痰或无痰, 咽干鼻燥, 兼有恶寒发热, 头痛无汗, 舌苔薄白而干等症。用药当以温而不燥, 润而不凉为原则, 方取杏苏散加减; 药用苏叶、杏仁、前胡辛以宣散；紫菀、款冬花、百部、甘草温润止咳。若恶寒甚、无汗，可配荆芥、防风以解表发汗。

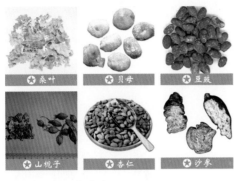

★桑叶　★贝母　★豆豉
★山栀子　★杏仁　★沙参

风化硝泻肺通腑化痰；痰热伤津，咳痰不爽，加北沙参、麦冬、天花粉养阴生津。

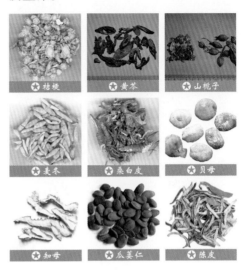

★桔梗　★黄芩　★山栀子
★麦冬　★桑白皮　★贝母
★知母　★瓜蒌仁　★陈皮

清金化痰汤

» (《杂病广要》)

【组成】桔梗二钱（10克），黄芩、山栀子各一钱半（8克），麦冬（去心）、桑白皮、贝母、知母、瓜蒌仁、陈皮、茯苓各一钱（5克），甘草四分（3克）。

【用法】水煎，饭后服。

【功用】清热肃肺，化痰止咳。

【证候】痰热郁肺。

咳嗽气息急促，或喉中有痰声，痰多稠黏或为黄痰，咳吐不爽，或痰有热腥味，或咳吐血痰，胸胁胀满，或咳引胸痛，面赤，或有身热，口干欲饮，舌苔薄黄腻，舌质红，脉滑数。

【按语】方中用黄芩、知母、山栀子、桑白皮清泄肺热；茯苓、贝母、瓜蒌、桔梗、陈皮、甘草化痰止咳；麦冬养阴润肺以宁咳。若痰热郁蒸，痰黄如脓或有热腥味，加鱼腥草、金荞麦根、贝母、冬瓜仁等清化痰热；胸满咳逆、痰涌、便秘者，加葶苈子、

沙参麦冬汤

» (《温病条辨》)

【组成】沙参、麦冬各9克，玉竹6克，桑叶、扁豆、天花粉各4.5克，生甘草3克。

【用法】水五杯，煮取二杯，日再服。

【功用】清养肺胃，生津润燥。

【证候】肺阴亏耗。

干咳，咳声短促，痰少黏白，或痰中带血丝，或声音逐渐嘶哑，口干咽燥，常伴有午后潮热，手足心热，夜寐盗汗，口干，舌质红少苔，或舌上少津，脉细数。

【按语】方中用沙参、麦冬、玉竹、天花粉滋阴润肺以止咳；桑叶轻清宣透，以散燥热；甘草、扁豆补土生金。若久热久咳，可用桑白皮易桑叶，加

地骨皮以泻肺清热；咳剧者加川贝母、杏仁、百部润肺止咳；若肺气不敛，咳而气促，加五味子、诃子以敛肺气；咳吐黄痰，加海蛤粉、知母、瓜蒌、竹茹、黄芩清热化痰；若痰中带血，加山栀子、牡丹皮、白茅根、白及、藕节清热凉血止血；低热，潮热骨蒸，酌加功劳叶、银柴胡、青蒿、白薇等以清虚热；盗汗，加糯稻根须、浮小麦等以敛汗。

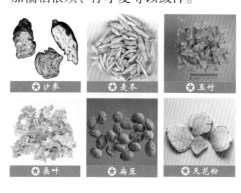

★沙参　★麦冬　★玉竹
★桑叶　★扁豆　★天花粉

支气管哮喘

支气管哮喘，简称哮喘，是一种常见的过敏性疾病。本病由于支气管痉挛、黏膜水肿、分泌物增多而引起通气阻塞，临床特征为发作性伴有哮鸣音的呼气性呼吸困难，咳嗽和咯痰。长期反复发作常并发慢性支气管炎和肺气肿。患病率在我国局部地区调查约为0.5%～2.0%，有报道高达5.29%。其中有相当一部分为老年患者。

在临床上，本病大致可分为外源性和内源性两大类。

外源性哮喘，多数病人有明显的过敏原接触史，发作时多有鼻、眼睑痒、喷嚏、流涕或干咳等黏膜过敏先兆，继之出现带哮鸣音的呼气性呼吸困难，胸闷，被迫采取坐位，严重时出现发绀，维持数分钟至数小时，可自行缓解或经治疗好转，发作将停时，常咳出较多稀薄痰液后，气促减轻，发作缓解。

内源性哮喘，一般是继发于呼吸道感染之后，故常见有咳嗽咳痰史。随着咳嗽的增加或持续不退，逐渐出现哮喘症状。在哮喘发作后，其表现和过敏性哮喘相似，但来势较缓，持续时间较长，而且哮喘症状时轻时重，缓解后又可有短时轻度发作。

哮喘发作严重，持续时间在24小时以上者，称"哮喘持续状态"。患者表现呼吸困难加重，吸气较浅，呼气长而费力，张口呼吸，发绀，大汗淋漓，面色苍白，四肢冷，脉快，严重时出现呼吸功用衰竭。

中医认为，"哮即痰喘之久而常发者，因内有壅塞之气，外有非时之感，肺有胶固之痰，三者相合，闭拒气道，搏击有声，发为哮病"。认为病理因素以痰为主，"伏痰"遇感引触，痰随气升，气因痰阻，相互搏结，壅塞气道，肺管狭窄，引发本病。

中医药对本病积累了丰富的治疗经验，方法多样，疗效显著。不仅可以缓解发作时的症状，而且通过扶正治疗，达到祛除夙根，控制复发的目的。

射干麻黄汤

» (《金匮要略》)

【组成】射干十三枚（9克），麻黄四两（9克），生姜四两（6克），细辛、紫菀、款冬花各三两（6克），半夏（大者，洗）半升（9克），五味子半升（3克），大枣七枚（3枚）。

【用法】水煎服。

【功用】宣肺祛痰，下气止咳。

【证候】寒哮。

呼吸急促，喉中哮鸣有声，胸膈满闷如窒，咳不甚，痰少咳吐不爽，白色黏痰，口不渴，或渴喜热饮，天冷或遇寒而发，形寒怕冷，或有恶寒，喷嚏，流涕等表寒证，舌苔白滑，脉弦紧或浮紧。

【按语】本方用射干、麻黄宣肺平喘，豁痰利咽；细辛、半夏、生姜温肺蠲饮降逆；紫菀、款冬花、甘草化痰止咳；五味子收敛肺气；大枣和中。痰涌喘逆不能平卧者，加葶苈子、苏子、杏仁泻肺降逆平喘。若表寒里饮、寒象较甚者，可用小青龙汤解表化痰，温肺平喘。若痰稠胶固难出、哮喘持续难平者，加猪牙皂、白芥子豁痰利窍以平喘。

若哮喘甚剧，恶寒背冷，痰白呈小泡沫，舌苔白而水滑，脉弦紧有力，体无虚像，属典型寒实证者，可服紫金丹。本方由主药砒石配豆豉而成，有祛痰定喘之功，对部分患者奏效较快，每服米粒大 5 ~ 10 粒（< 150 毫克），临睡前冷茶送下，连服 5 ~ 7 日；有效需续服者，停药数日后再服。由于砒石大热大毒，热哮、有肝肾疾病、出血、孕妇忌用；服药期间忌酒，并须严密观察毒性反应，如见呕吐、腹泻、眩晕等症立即停药；再者本药不可久用，且以寒冬季节使用为宜。

病久阳虚，发作频繁，发时喉中痰鸣如鼾，声低，气短不足以息，咯痰清稀，面色苍白，汗出肢冷，舌淡苔白，脉沉细者，当标本同治，温阳补虚，降气化痰，用苏子降气汤，酌配黄芪、山萸肉、紫石英、沉香、诃子之类；阳虚者，伍以附子、补骨脂、钟乳石等温补肾阳。

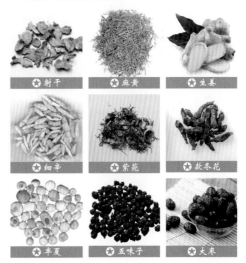

★射干　★麻黄　★生姜
★细辛　★紫菀　★款冬花
★半夏　★五味子　★大枣

定喘汤

» (《摄生众妙方》)

【组成】白果、麻黄、款冬花、杏仁、半夏、桑白皮各9克，苏子、黄芩各6

克，甘草 3 克。

【用法】水煎服。

【功用】宣肺降气，清热化痰。

【证候】热哮。

气粗息涌，喉中痰鸣如吼，胸高胁胀，张口抬肩，咳呛阵作，咯痰色黄或白，黏浊稠厚，排吐不利，烦闷不安，汗出，面赤，口苦，口渴喜饮，舌质红，苔黄腻，脉弦数或滑数。

【按语】方中用麻黄、杏仁宣降肺气以平喘；黄芩、桑白皮清肺热而止咳平喘；半夏、款冬花、苏子化痰止咳，降逆平喘；白果敛肺气以定喘，且可防麻黄过于耗散之弊；甘草和中，调和诸药。全方合用，宣、清、降具备，共奏清热化痰，宣降肺气，平喘定哮之功。若痰稠胶黏，酌加知母、浙贝母、海蛤粉、瓜蒌、胆南星之类以清化热痰。气息喘促，加葶苈子、地龙泻肺清热平喘。内热壅盛，加石膏、金银花、鱼腥草以清热，大便秘结，加大黄、芒硝通腑利肺。表寒里热，加桂枝、生姜兼治表寒。

若病久热盛伤阴，痰热不净，虚实夹杂，气急难续，咳呛痰少质黏，口燥咽干，烦热颧红，舌红少苔，脉细数者，又当养阴清热，敛肺化痰，可用麦门冬汤。偏于肺阴不足者，酌加沙参、冬虫夏草、五味子、川贝母；肾虚气逆，酌配地黄、山萸肉、胡桃肉、紫石英、诃子等补肾纳气定喘。

若哮喘病发作时寒与热俱不显著，但哮鸣喘咳甚剧，胸高气满，但坐不得卧，痰涎壅盛，喉如曳锯，咯痰黏腻难出，舌苔厚浊，脉滑实者，此为痰阻气壅、痰气壅盛之实证。当涤痰除壅、降气利窍以平喘逆。用三子养亲汤加葶苈子、厚朴、杏仁，另吞皂荚丸以利气涤痰，必要时可加大黄、芒硝以通腑泻实。

若久病正虚，发作时邪少虚多，肺肾两亏，痰浊壅盛，甚至出现张口抬肩、鼻煽气促、面青、汗出、肢冷、脉浮大无根等喘脱危候者，当参照喘病之喘脱救治。

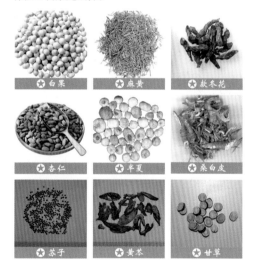

☆白果　☆麻黄　☆款冬花
☆杏仁　☆半夏　☆桑白皮
☆苏子　☆黄芩　☆甘草

玉屏风散

» （金礼蒙《医方类聚》）

【组成】防风一两（30 克），黄芪（蜜炙）、白术各二两（60 克）。

【用法】上药共为粗末，每次服 6～9 克，每日 2 次，水煎服；亦可作汤剂，用量按原方比例酌定。

【功用】益气固表止汗。

【证候】肺虚。

气短声低，动则尤甚，或喉中有轻度哮鸣声，咳痰清稀色白，面色㿠白，常自汗畏风，易感冒。每因劳倦、气候变化等诱发哮病，舌淡苔白，脉细弱或虚大。

【按语】方中黄芪益气固表；白术健脾补肺；防风亦名"屏风"，《本草纲目·防风》说："防者，御也……屏风者，防风隐语也。"可见，防风有屏蔽御邪之功效。李东垣说："防风能制黄芪，黄芪得防风其功愈大，乃相畏而相使者也。"若怕冷畏风明显，加桂枝、白芍、姜、枣调和营卫。阳虚甚者，加附子助黄芪温阳益气。若气阴两虚，咳呛，痰少质黏，口咽干，舌质红者，可用生脉散加北沙参、玉竹、黄芪等益气养阴。

★防风

★黄芪

★白术

六君子汤

» （《妇人良方》）

【组成】党参、白术、茯苓（去皮）、陈皮、甘草（炙）各9克，半夏12克。

【用法】水煎服。

【功用】益气健脾，燥湿化痰。

【证候】脾虚。

平素痰多气短，倦怠无力，面色萎黄，食少便溏，或食油腻易于腹泻，每因饮食不当则易诱发哮病，舌质淡，苔薄腻或白滑，脉细弱。

【按语】方中党参、茯苓、白术、甘草补气健脾；陈皮、半夏理气化痰。若形寒肢冷便溏者，可加干姜、桂枝以温脾化饮，甚者加附子以振奋脾阳。脾肺两虚者，可与玉屏风散配合应用。

★党参

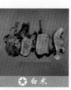
★白术

★茯苓

★陈皮

★炙甘草

★半夏

肺气肿

肺气肿是肺脏充气过度，致使支气管、肺泡管、肺泡囊和肺泡过度膨胀的一种病理状态。一般病程较长，缓慢发生，早期患者没有什么症状，或仅有些咳嗽、咯痰；随着病变的发展，患者在运动时开始出现呼吸困难、气短，乃至力不从心；病状再恶化下去的话，患者在休息时都会感到呼吸困难，有的嘴唇、手指甲、脚指甲呈现紫色，学名叫"发绀"。冬至到来时，肺气肿患者的病情往往加重，伴有畏寒、发热、咯脓痰、全身无力、上腹饱胀等症状。

中医根据辨证施治，常把肺气肿分为肾虚、脾虚、痰壅等类型，治疗时主张温阳固本，宣肺平喘，消痰止咳，通气活血。

小青龙汤

» (《伤寒论》)

【组成】麻黄(去节)、白芍、桂枝(去皮)各9克，细辛、干姜、甘草（炙）各6克，五味子6克，半夏9克。

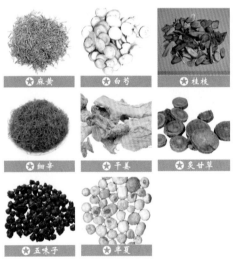

★麻黄　★白芍　★桂枝
★细辛　★干姜　★炙甘草
★五味子　★半夏

【用法】水煎温服。

【功用】解表散寒，温肺化饮。

【证候】风寒内饮。

咳逆喘满不得卧，气短气急，咯痰白稀，呈泡沫状，胸部膨满，恶寒，周身酸楚，或有口干不欲饮，面色青黯，舌体胖大，舌质暗淡，舌苔白滑，脉浮紧。

【按语】方中麻黄、桂枝、干姜、细辛温肺散寒化饮；半夏、甘草祛痰降逆；佐白芍、五味子收敛肺气，使

散中有收。若咳而上气，喉中如有水鸣声，表寒不著者，可用射干麻黄汤。若饮郁化热，烦躁而喘，脉浮，用小青龙加石膏汤兼清郁热。

越婢加半夏汤

» (《金匮要略》)

【组成】麻黄12克，石膏25克，生姜9克，大枣15枚，甘草6克，半夏9克。

【用法】上药六味，以水1.2升，先煮麻黄，去上沫，纳诸药，煮取600毫升，分三次温服。

【功用】宣肺泄热，止咳平喘。

【证候】痰热郁肺。

咳逆喘息气粗，痰黄或白，黏稠难咯，胸满烦躁，目胀睛突，或发热汗出，或微恶寒，溲黄便干，口渴欲饮，舌质暗红，苔黄或黄腻，脉滑数。

【按语】方用麻黄、石膏，辛凉配伍，辛能宣肺散邪，凉能清泄肺热；半夏、生姜散饮化痰以降逆；甘草、大枣安内攘外，以扶正祛邪。

若痰热内盛，痰胶黏不易咯出，加鱼腥草、黄芩、瓜蒌皮、贝母、海蛤粉以清化痰热，痰热内盛亦可用桑白皮汤。痰热壅结，便秘腹满者，加大黄、风化硝通腑泄热。痰鸣喘息，不能平卧者，加射干、葶苈子泻肺平喘。若痰热伤津，口干舌燥，加天花粉、知母、麦冬以生津润燥。

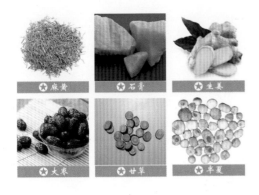

涤痰汤

»（《奇效良方》）

【组成】南星（姜制）、半夏（汤洗七次）各二钱半（7.5克），枳实（麸炒）、茯苓（去皮）二钱（6克），橘红一钱半（4.5克），石菖蒲、人参各一钱（3克），竹茹七分（2克），甘草半钱（1.5克）。

【用法】加生姜三片，水煎服。

【功用】涤痰开窍。

【证候】痰蒙神窍。

咳逆喘促日重，咳痰不爽，表情淡漠，嗜睡，甚或意识蒙眬，谵妄，烦躁不安，入夜尤甚，昏迷，撮空理线，或肢体困动，抽搐，舌质暗红或淡紫，或紫绛，苔白腻或黄腻，脉细滑数。

【按语】涤痰汤中半夏、茯苓、甘草、竹茹、南星清热涤痰；橘红、枳实理气行痰除壅；石菖蒲芳香开窍；人参扶正防脱。加安宫牛黄丸或至宝丹清心开窍。若舌苔白腻而有寒象者，以制南星易胆南星，开窍可用苏合香丸。若痰热内盛，身热，烦躁，谵语，神昏，

舌红苔黄者，加黄芩、桑白皮、葶苈子、天竺黄、竹沥以清热化痰。热结大肠，腑气不通者，加大黄、风化硝，或用凉膈散或增液承气汤通腑泄热。若痰热引动肝风而有抽搐者，加钩藤、全蝎、羚羊角粉凉肝息风。唇甲发绀，瘀血明者，加红花、桃仁、水蛭活血祛瘀。如热伤血络，见皮肤黏膜出血、咯血、便血色鲜者，配清热凉血止血药，如水牛角、生地黄、牡丹皮、紫珠草、生大黄等；如血色晦暗，肢冷，舌淡胖，脉沉微，为阳虚不统、气不摄血者，配温经摄血药，如炮姜、侧柏炭、童便或黄土汤、柏叶汤。

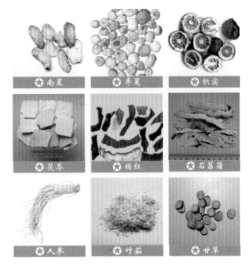

肺结核

肺结核病是指由于结核菌侵入肺部后产生的一种慢性呼吸道传染性疾病。人感染此病，往往会表现出低热、夜间盗汗、咳嗽、咳痰、胸痛、呼吸困难等症状。低热一般出现在午后，热度在 37.4 ~ 38℃之间。夜间盗汗亦是结核患者常见的中毒症状。夜间熟睡时大汗淋淋，几乎湿透衣服，觉醒后汗止。肺结核引发的咳嗽通常是干咳，咳痰很少。当结核坏死灶累及肺毛细血管时，往往会咯血。另外，部分患者还会出现疲乏无力、胃纳减退、消瘦、失眠等全身症状。

成年人和小儿都可能患上肺结核。小儿所患结核多为原发性肺结核，发病初期多无明显症状。随着病情的发展，会表现出低热、干咳、盗汗、食欲减退等现象。小儿抵抗力弱，治疗不及时，该病可发展为粟粒性肺结核，甚至引起并发病，伤及脑、肾、肠、骨骼等其他器官组织。

中医把肺结核归为肺痨症，治疗以扶正固本、抗痨杀虫为原则。

月华丸

» (《医学心悟》)

【组成】天冬(去心，蒸)、生地黄(酒洗)、麦冬(去心，蒸)、熟地黄(九蒸，晒)、茯苓、山药(乳蒸)、百部(蒸)、沙参(蒸)、川贝母(去心，蒸)、阿胶各 30 克，茯苓(乳蒸)、獭肝、三七各 15 克。

【用法】用白菊花 60 克(去蒂)、桑叶 60 克(经霜者)熬膏，将阿胶化入膏内和药，稍加炼蜜为丸，如弹子大。每服 1 丸，含化，一日三次。

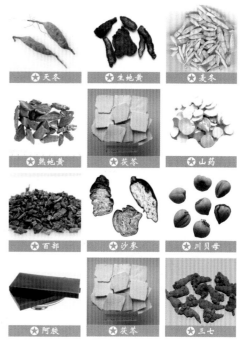

★天冬　★生地黄　★麦冬
★熟地黄　★茯苓　★山药
★百部　★沙参　★川贝母
★阿胶　★茯苓　★三七

【功用】滋阴保肺，消痰止咳。

【证候】肺阴亏虚。

干咳，咳声短促，或咯少量黏痰，或痰中带血丝或血点，血色鲜红，胸部隐隐闷痛，午后手足心热，皮肤干灼，口干咽燥，或有轻微盗汗，舌边尖红苔薄，脉细或细数。

【按语】本方是治肺痨的基本方，具有补虚抗痨、滋阴镇咳、化痰止血之功。方中北沙参、麦冬、天冬、生地黄、熟地黄滋阴润肺；百部、獭肝、川贝润肺止嗽，兼能杀虫；桑叶、白菊花清肺止咳；阿胶、三七止血和营；茯苓、山药健脾补气，以资生化之源。

若咳嗽频繁而痰少质黏者，加百合、杏仁、炙枇杷叶以润肺化痰止咳。痰中带血丝较多者，加白及、仙鹤草、白茅根、蛤粉炒阿胶等和络止血。若潮热骨蒸甚者，酌加银柴胡、地骨皮、功劳叶、青蒿等以清虚热。

百合固金汤

» （《慎斋遗书》）

【组成】百合 12 克，熟地黄、生地黄、麦冬、当归各 9 克，贝母、桔梗、白芍各 6 克、甘草、玄参各 3 克。

【用法】水煎服。

【功用】滋养肺肾，止咳化痰。

【证候】阴虚火旺。

呛咳气急，痰少质黏，或吐稠黄痰，量多，时时咯血，血色鲜红，午后潮热，骨蒸，五心烦热，颧红，盗汗量多，口渴，心烦，失眠，性情急躁易怒，或胸胁掣痛，男子可见遗精，女子月经不调，形体日渐消瘦，舌红而干，苔薄黄或剥，脉细数。

【按语】方中用百合、麦冬、玄参、生地黄、熟地黄滋阴润肺生津；当归、白芍柔润养血；桔梗、贝母、甘草清热止咳。另可加鳖甲、知母滋阴清热；百部、白及补肺止血，抗痨杀虫；龟甲、阿胶、五味子、冬虫夏草滋养肺肾之阴，培其本元。骨蒸劳热日久不退，可合

用清骨散或秦艽鳖甲散。

若火旺较甚，热势明显升高，酌加胡黄连、黄芩、黄柏等苦寒泻火坚阴。痰热蕴肺，咳嗽痰黄稠浊，酌加桑白皮、知母、金荞麦根、鱼腥草等清化痰热。咯血较著者去当归之辛窜，加黑山栀子、紫珠草、大黄炭、地榆炭等凉血止血；血出紫黯成块，伴胸胁掣痛者，可酌加三七、茜草炭、花蕊石、蒲黄、郁金等化瘀和络正血。盗汗甚者可选加乌梅、煅牡蛎、麻黄根、浮小麦等敛营止汗。声音嘶哑或失声可加诃子、木蝴蝶、凤凰衣、胡桃肉等润肺肾而通声音。

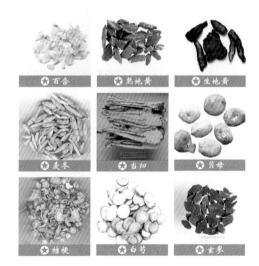

★百合　★熟地黄　★生地黄
★麦冬　★当归　★贝母
★桔梗　★白芍　★玄参

保真汤

» （《医方类聚》）

【组成】当归、党参、生地黄、熟地黄、白术、黄芪各 9 克，赤茯苓、白茯苓、甘草、陈皮、厚朴各 4.5 克，天冬、麦冬、莲心、白芍、知母、黄柏、

五味子、柴胡、地骨皮各6克。

【用法】水煎服。

【功用】益气养阴。

【证候】气阴耗伤

咳嗽无力，气短声低，咯痰清稀色白，偶或痰中夹血，或咯血，血色淡红，午后潮热，伴有畏风，怕冷，自汗与盗汗并见，面色㿠白，颧红，纳少神疲，便溏，舌质嫩红，或舌淡有齿印，苔薄，脉细弱而数。

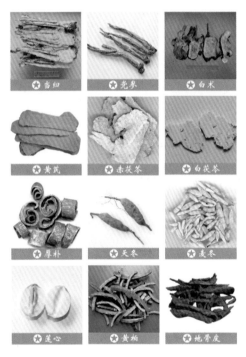

☀当归　☀党参　☀白术
☀黄芪　☀赤茯苓　☀白茯苓
☀厚朴　☀天冬　☀麦冬
☀莲心　☀黄柏　☀地骨皮

【按语】方中党参、黄芪、白术、茯苓、甘草补肺益脾，培土生金；天冬、麦冬、生地黄、熟地黄、当归、白芍以育阴养营，填补精血；地骨皮、黄柏、知母、柴胡、莲心以滋阴清热；厚朴、陈皮理气运脾。并可加白及、百部以补肺杀虫。咳嗽痰稀，可加紫菀、款冬花、苏子温润止嗽。夹有湿痰症状者，可加半夏、陈皮以燥湿化痰。咯血量多者可酌加花蕊石、蒲黄、仙鹤草、三七配合补气药以止血摄血。如纳少腹胀、大便溏薄等脾虚症状明显者，酌加扁豆、薏苡仁、莲子肉、山药等甘淡健脾。慎用地黄、阿胶、麦冬等滋腻之品，以免妨碍脾之健运，必要时可佐陈皮、麦芽等以助脾运。

补天大造丸

» （《医学心悟》）

【组成】党参6克，黄芪（蜜炙）、白术（陈土蒸）各9克，当归（酒蒸）、枣仁（去壳，炒）、远志（去心）、甘草（水泡，炒）、白芍（酒炒）、山药（乳蒸）、茯苓（乳蒸）各4.5克，枸杞子（酒蒸）、大熟地黄（酒蒸，晒）各9克，紫河车（甘草水洗）48克，鹿角（熬膏）48克，龟甲（与鹿角同熬膏）24克。

【用法】以龟鹿胶和药，加炼蜜为丸，每早开水下9克，阴虚内热甚者，加牡丹皮60克，阳虚内寒者，加肉桂15克。现代用法：蜜丸，每服9克。

【功用】补五脏虚损。

【证候】阴阳两虚。

咳逆喘息少气，咯痰色白，或夹血丝，血色暗淡，潮热，自汗，盗汗，声嘶或失音，面浮肢肿，心慌，唇紫，肢冷，形寒，或见五更泄泻，口舌生糜，大肉尽脱，男子滑精、阳痿，女子经少、经闭，舌质淡或光嫩少津，脉微细而数，或虚大无力。

【按语】全方肺脾肾兼顾，阴阳双补。方中党参、黄芪、白术、山药、茯苓以补肺脾之气；白芍、地黄、当归、枸杞子、龟甲培补阴精以滋养阴血；鹿角胶、紫河车助真阳而填精髓；枣仁、远志敛阴止汗，宁心止悸。

若肾虚气逆喘息者，配胡桃仁、冬虫夏草、蛤蚧、五味子等摄纳肾气以定喘。阳虚血瘀水停者，可用真武汤合五苓散加泽兰、红花、北五加皮温阳化瘀行水。五更泄泻者配用煨肉豆蔻、补骨脂以补火暖土，此时忌投地黄、阿胶、当归等滋腻润肠之品。

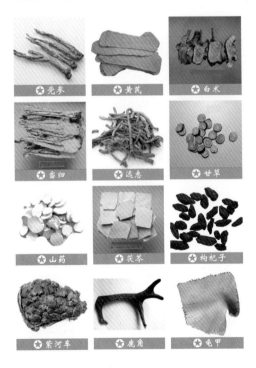

⭐党参　⭐黄芪　⭐白术
⭐当归　⭐远志　⭐甘草
⭐山药　⭐茯苓　⭐枸杞子
⭐紫河车　⭐鹿角　⭐龟甲

◆ 肺结核患者饮食

肺结核是一种消耗性疾病，日常饮食应立足于清补。配合药物治疗，宜食高热量、高蛋白和维生素含量丰富的食物：如牛奶、鸡蛋、鱼肝油、鸡鸭鱼肉、海参、淡菜、紫菜、豆制品、花生、芝麻、胡桃，各种新鲜水果。咯血病人可饮新鲜藕汁、百合莲子汤、清炖银耳，有降火止血作用；潮热盗汗病人，可常食鸭肉、甲鱼、鸡蛋、丝瓜、百合、藕、甘蔗、梨、荸荠、山药、莲子、苹果、橘子等。因这些食物均有养阴增液作用，并能补充损失的蛋白质和维生素；咳嗽的病人，可常食枇杷、梨、罗汉果、胡桃、柿子、百合、白萝卜、豆浆、牛奶，猪肺亦可配制药膳，取以脏补脏之义。

肺癌

肺癌又称原发性支气管肺癌，是由于正气内虚、邪毒外侵引起的，以痰浊内聚，气滞血瘀，蕴结于肺，以至肺失宣发与肃降为基本病机，以咳嗽、咯血、胸痛、发热、气急为主要临床表现的一种恶性疾病。肺癌是常见的恶性肿瘤之一，发病率居全部肿瘤的第1或第2位，且有逐年增长的趋势。发病年龄多在40岁以上，男女之比约为5∶1。

本病类属于中医学的"肺积""痞癖""咳嗽""咯血""胸痛"等范畴，是由于正气虚损、阴阳失调、邪毒乘虚入肺、邪滞于肺，导致肺脏功能失调，肺气阻郁，宣降失司，气机不利，血行瘀滞，津液失于输布，津聚为痰，痰凝气滞，瘀阻络脉，于是瘀毒胶结，日久形成肺部积块。因此，肺癌是因虚而得病，因虚而致实，是一种全身属虚、局部属实的疾病。肺癌以阴虚、气阴两虚为多见，实则不外乎气滞、血瘀、痰凝、毒聚之病理变化。其病位在肺，但因肝主疏泄，脾主运化水湿，肾主水之蒸化，故与肝、脾、肾关系密切。扶正祛邪、标本兼治是治疗肺癌的基本原则。本病整体属虚，局部属实，正虚为本，邪实为标。肺癌早期，以邪实为主，治当行气活血、化瘀软坚和清热化痰、利湿解毒；肺癌晚期，以正虚为主，治宜扶正祛邪，分别采用养阴清热、解毒散结及益气养阴、清化痰热等法。临床还应根据虚实的不同、每个患者的具体情况，按标本缓急恰当处理。由于肺癌患者正气内虚，抗癌能力低下，虚损情况突出，因此，在治疗中要始终顾护正气，保护胃气，把扶正抗癌的原则，贯穿肺癌治疗的全过程。应在辨证论治的基础上选加具有一定抗肺癌作用的中草药。

血府逐瘀汤

» （《医林改错》）

【组成】桃仁12克，红花、当归、生地黄、牛膝各9克，赤芍、枳壳各6克，川芎、桔梗各5克，柴胡、甘草各3克。

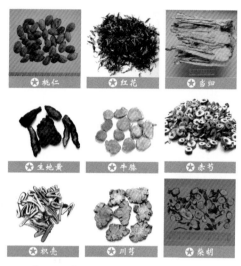

【用法】水煎服。

【功用】活血散瘀，行气化滞。

【证候】气血瘀滞。

咳嗽不畅，胸闷气憋，胸痛有定处，如锥如刺，或痰血暗红，口唇紫暗，舌质暗或有瘀斑，苔薄，脉细弦或细涩。

【按语】本方用桃红四物汤活血化瘀；柴胡、枳壳疏肝理气；牛膝活血化瘀，引血下行；桔梗载药上行，直达病所；甘草调和诸药。胸痛明显者可配伍香附、延胡索、郁金以理气通络，活血定痛。若反复咯血，血色暗红者，可减少桃仁、红花的用量，加蒲黄、三七、藕节、仙鹤草、茜草根祛瘀止血；瘀滞化热，暗伤气津见口干、舌燥者，加沙参、天花粉、生地、玄参、知母等清热养阴生津；食少、乏力、气短者，加黄芪、党参、白术益气健脾。

二陈汤合瓜蒌薤白半夏汤

【组成】法半夏、橘红、瓜蒌、薤白各 12 克，茯苓、紫菀、款冬花各 10 克，甘草 5 克。

【用法】水煎服。

【功用】行气祛痰，健脾燥湿。

【证候】痰湿蕴肺。

咳嗽，咯痰，气憋，痰质稠黏，痰白或黄白相间，胸闷胸痛，纳呆便溏，神疲乏力，舌质淡，苔白腻，脉滑。

【按语】瓜蒌薤白半夏汤一方，出自《金匮要略》，原方由瓜蒌、薤白、半夏、白酒组成。具有通阳散结，行气祛痰之效，古人用治胸阳不振、痰气互结之胸痹轻症。二陈汤一方，出自《太平惠民和剂局方》，原方由半夏、陈皮、茯苓、炙甘草组成，具有燥湿化痰、理气和中之效，古人用治痰多易咯、胸膈痞闷、肢体困重或头眩心悸等症。

二陈汤理气燥湿化痰，合瓜蒌薤白半夏汤以助行气祛痰、宽胸散结之功。若见胸脘胀闷、喘咳较甚者，可加用葶苈大枣泻肺汤以泻肺行水；痰郁化热、痰黄稠黏难出者，加海蛤壳、鱼腥草、金荞麦根、黄芩、栀子清化痰热；胸痛甚，且瘀象明显者，加川芎、郁金、延胡索行瘀止痛；神疲、纳呆者，加党参、白术、鸡内金健运脾气。

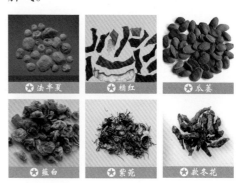

★法半夏　★橘红　★瓜蒌

★薤白　★紫菀　★款冬花

沙参麦冬汤合五味消毒饮

【组成】沙参、玉竹、麦冬、甘草、桑叶、天花粉、生扁豆、金银花、野菊花、蒲公英、紫花地丁、紫背天葵。

【用法】水煎服。

【功用】养阴清热，解毒散结。

【证候】阴虚毒热。

咳嗽无痰或少痰，或痰中带血，甚则咯血不止，胸痛，心烦寐差，低热盗汗，或热势壮盛，久稽不退，口渴，大便干结，舌质红，舌苔黄，脉细数或数大。

【按语】沙参麦冬汤一方，出自《温病条辨》，原方由沙参、麦冬、玉竹、冬桑叶、生扁豆、花粉、生甘草组成。具有清养肺胃、生津润燥之效，古人用治肺胃阴伤证。五味消毒饮一方，出自《医宗金鉴》，原方由金银花、野菊花、蒲公英、紫花地丁、紫背天葵子组成。具有清热解毒、消散疔疮之效。主治疔疮初起、发热恶寒、疮形如粟、坚硬根深、状如铁钉以及痈疡疖肿、红肿热痛等症。

方中用沙参、玉竹、麦冬、甘草、桑叶、天花粉、白扁豆养阴清热；金银花、野菊花、蒲公英、紫花地丁、紫背天葵清热解毒散结。若见咯血不止，可选加白及、白茅根、仙鹤草、茜草根、三七凉血止血；低热盗汗加地骨皮、白薇、五味子育阴清热敛汗；大便干结加全瓜蒌、火麻仁润燥通便。

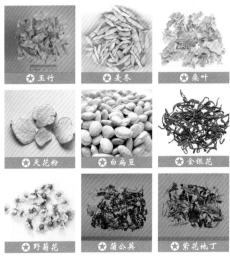

★玉竹　★麦冬　★桑叶
★天花粉　★白扁豆　★金银花
★野菊花　★蒲公英　★紫花地丁

生脉饮合百合固金汤

【组成】人参、麦冬、五味子、生地、熟地黄、玄参、当归、芍药、百合、麦冬、甘草、桔梗。

【用法】水煎服。

【功用】益气养阴。

【证候】气阴两虚。

咳嗽痰少，或痰稀而黏，咳声低弱，气短喘促，神疲乏力，面色㿠白，形瘦恶风，自汗或盗汗，口干少饮，舌质红或淡，脉细弱。

【按语】生脉散(又名生脉饮)一方，出自《医学启源》，原方由人参、麦冬、五味子组成。具有益气生津、敛阴止汗之效，主治温热、暑热、耗气伤阴证、久咳肺虚、气阴两虚证。百合固金汤一方，出自《慎斋遗书》，原方由熟地黄、生地黄、归身、贝母、麦冬、百合、白芍、甘草、桔梗、玄参组成。具有滋养肺肾、止咳化痰之效。主治肺肾阴亏、虚火上炎证。

生脉饮中人参大补元气，麦冬养阴生津，五味子敛补肺津，三药合用，共奏益气养阴生津之功。百合固金汤用生地、熟地黄、玄参滋阴补肾；当归、芍药养血平肝；百合、麦冬、甘草润肺止咳；桔梗止咳祛痰。气虚征象明显者加生黄芪、太子参、白术等益气补肺健脾；咯痰不利，痰少而黏者加贝母、瓜蒌、杏仁等利肺化痰。

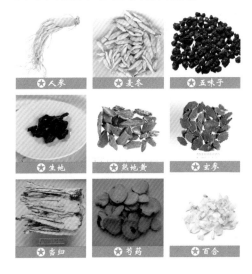

★人参　★麦冬　★五味子
★生地　★熟地黄　★玄参
★当归　★芍药　★百合

第五章

手到病除——
穴位保健养肺特简单

第一节 找准穴位的方法技巧

正确取穴对艾灸、拔罐、按摩、刮痧疗效的关系很大。因此，准确地选取俞穴，也就是俞穴的定位，一直为历代医家所重视。

骨度分寸法

骨度分寸法，始见于《灵枢·骨度》篇。是以骨节为主要标志测量周身各部的大小、长短，并依其比例折算尺寸作为定穴标准的方法。不论男女、老少、高矮、肥瘦都是一样。如腕横纹至肘横纹作 12 寸，也就是将这段距离划成 12 等分，取穴就以它作为折算的标准。常用的骨度分寸见下表。

手指比量法

以患者手指为标准来定取穴位的方法。由于生长相关律的缘故，人类机体的各个局部间是相互关联的。由于选取的手指不同，节段亦不同，手指比量法可分作以下几种。

中指同身寸法：是以患者的中指中节屈曲时内侧两端纹头之间作为 1 寸，可用于四肢部取穴的直寸和背部取穴的横寸。

拇指同身寸法：是以患者拇指指关节的横度作为 1 寸，亦适用于四肢部的直寸取穴。

横指同身寸法：亦名"一夫法"，是令患者将食指、中指、无名指和小指并拢，以中指中节横纹处为准，四指横量作为 3 寸。

自然标志取穴法

根据人体表面所具特征的部位作为标志定取穴位的方法，称为自然标志定位法。人体的自然标志有两种。

固定标志法：以人体表面固定不移、有明显特征的部位作为取穴标志的方法。如人的五官、爪甲、乳头、肚脐等作为取穴的标志。

活动标志法：依据人体某局部活动后出现的隆起、凹陷、孔隙、皱纹等作为取穴标志的方法，如曲池屈肘。

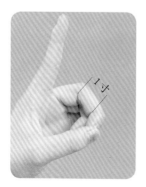
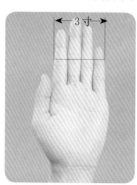
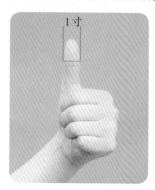

常用骨度分寸表

分部	起止点	常用骨度	度量法	说明
头部	前发际至后发际	12寸	直寸	如前后发际不明，从眉心量至大椎穴作18寸，眉心至前发际3寸，大椎穴至后发际3寸
	耳后两完骨（乳突）之间	9寸	横寸	用于量头部的横寸
胸腹部	天突至歧骨（胸剑联合）	9寸	直寸	胸部与肋部取穴直寸，一般根据肋骨计算，每一肋骨折作1寸6分（天突至璇玑可作1寸，璇玑至中庭，各穴间可作1寸6分计算）
	歧骨至脐中	8寸		
	脐中至横骨上廉（耻骨联合上缘）	5寸		
	两乳头之间	8寸	横寸	胸腹部取穴的横寸，可根据两乳头之间的距离折量。女性可用左右缺盆穴之间的宽度来代替两乳头之间的横寸
背腰部	大椎以下至尾骶	21椎	直寸	背部腧穴根据脊椎定穴。一般临床取穴，肩胛骨下角相当第7（胸）椎，髂嵴相当第16椎（第4腰椎棘突）
	两肩胛骨脊柱缘之间	6寸	横寸	
上肢部	腋前纹头（腋前皱襞）至肘横纹	9寸	直寸	用于手三阴、手三阳经的骨度分寸
	肘横纹至腕横纹	12寸		
侧胸部	腋以下至季胁	12寸	直寸	"季胁"指第11肋端下方
侧腹部	季胁以下至髀枢	9寸	直寸	"髀枢"指股骨大转子高点
下肢部	横骨上廉至内辅骨上廉（股骨内髁上缘）	18寸	直寸	用于足三阴经的骨度分寸
	内辅骨下廉（胫骨内髁下缘）至内踝高点	13寸		
	髀枢至膝中	19寸	直寸	用于足三阳经的骨度分寸；前面相当犊鼻穴，后面相当委中穴；臀横纹至膝中，作14寸折量
	臀横纹至膝中	14寸		
	膝中至外踝高点	16寸		
	外踝高点至足底	3寸		

第二节　养肺常用特效穴

大椎穴

清热化痰祛风寒

大椎穴属奇经八脉之督脉，是督脉与十二正经中所有阳经的交汇点，总督一身之阳，故本穴可清阳明之里，启太阳之开，和解少阳以驱邪外出而主治全身热病及外感之邪，使阳气得通，经脉不失温煦，起到化痰、祛寒、燥湿、散热的作用。

【定位】

位于后正中线上，第 7 颈椎棘突下凹陷中。

大椎穴

【主治】

热病，疟疾，咳嗽，喘逆，骨蒸潮热，项强，肩背痛，腰脊强，角弓反张，小儿惊风，癫狂痫证，五劳虚损，七伤乏力，中暑，霍乱，呕吐，黄疸，风疹。

【功效】

清热解表，截疟止痫。

【日常保健】

» 按摩：

用拇指指腹揉按大椎穴 100 ~ 200 次，力度由轻至重再至轻，手法连贯。每天坚持，可防治头痛、风疹、热病、呃逆等病症。

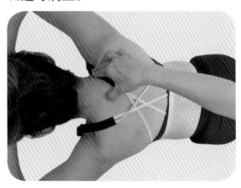

» 艾灸：

宜采用回旋灸，以感到施灸处温热、舒适为度。具有提高机体细胞免疫力的功效。

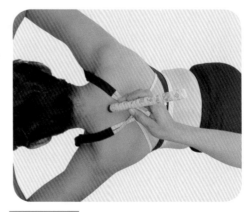

【配伍】

» **大椎＋肺俞＋曲池**

大椎穴疏风散寒；肺俞穴宣肺止咳；曲池穴疏散风热。此三穴合用可宣肺解表、清热止咳，主治外感咳嗽。

风门穴

⟩⟩ 祛风宣肺散寒

风，言穴内的气血物质主要为风气；门，出入的门户。风门为督脉、足太阳经交会穴，穴名意指膀胱经气血在此化风上行。出自《针灸甲乙经》："风眩头痛，鼻不利，时嚏，清涕自出，风门主之。""风门者，风所出入之门也。"（《会元针灸学》）穴在第二椎下两旁，为风邪出入之门户，主治风疾，故名风门。是临床祛风最常用的穴位之一。

【定位】

位于背部，当第2胸椎棘突下，旁开1.5寸。

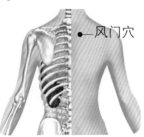
风门穴

【主治】

伤风，咳嗽，发热头痛，项强，胸背痛。

【功效】

宣肺解表，益气固表。

【日常保健】

⟩⟩ 按摩：

强力按压此穴位，能促进组织的发达，使身心一面作用旺盛，一面控制体内钙与磷的代谢。进而增加对滤过性病毒的抵抗力。

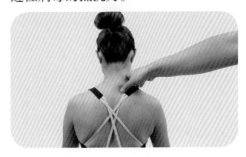

⟩⟩ 艾灸：

艾条温和灸灸神门穴10～15分钟，每日1次，可改善头痛、鼻塞、咳嗽等病症。

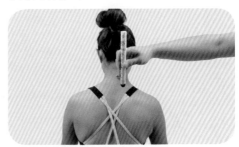

【配伍】

⟩⟩ 风门＋合谷＋大椎

风门穴祛风解表；合谷穴疏风解表；大椎穴清泻肺热。三穴合用，具有疏风散寒、通络止痛的作用，主治外感风寒的发热、头痛不适、项背僵硬等症。

⟩⟩ 风门＋列缺＋肺俞

风门穴祛风宣肺解表；列缺穴疏风解表；肺俞穴宣肺止咳。三穴合用，具有疏风止咳、宣肺解表的作用，主治风热咳嗽。

肺俞穴

养肺散热之要穴

肺俞穴归属于足太阳膀胱经，为足太阳膀胱经循行路线上，位于背部的背俞穴之一，是治疗肺脏疾病的要穴。除可用于治疗颈肩疼痛等局部病症外，还用于治疗肺系疾患如感冒、咳嗽、气喘等。

【定位】

位于背部，当第 3 胸椎棘突下，旁开 1.5 寸。

——风门穴

【主治】

咳嗽，气喘，吐血，骨蒸，潮热，盗汗，鼻塞。

【功效】

解表宣肺，肃降肺气。

【日常保健】

» 按摩：

用两手拇指指腹放置在肺俞穴上，逐渐用力下压，按而揉之，使患处产生酸、麻、胀、重的感觉。反复操作5 ~ 10分钟，每日或隔日 1 次，能够改善心肺功能，缓解糖尿病并发症所致的不适症状。

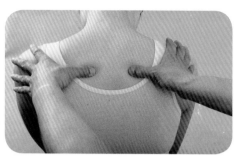

» 艾灸：

艾条点燃后放于肺俞穴上方，距离皮肤 2 ~ 3 厘米左右进行熏灸，使局部有舒适温热感而无灼痛为宜。一般每次灸 10 ~ 15 分钟，以局部微红为度。每日或隔日 1 次，可改善胸闷、咳嗽、气喘等。

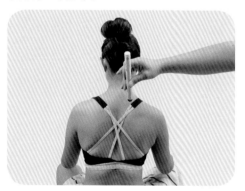

【配伍】

» **肺俞 + 中府**

肺俞穴调补肺气，止咳平喘；中府穴清肺热，止咳喘。此二穴配伍主治咳嗽、支气管炎、哮喘等病症。

» **肺俞 + 膻中 + 定喘**

肺俞穴调补肺气；膻中穴宽胸理气；定喘穴止咳平喘。此三穴合用主治哮喘、肺气肿等病症。

膏肓穴

肺结核经验效穴

膏肓穴是足太阳膀胱经的常用俞穴之一，现代常用于支气管炎、支气管哮喘、乳腺炎，各种慢性虚损性疾病等。常灸此穴有强身保健、预防疾病的作用。它也是临床治疗肺结核病的经验效穴之一。

【定位】

位于背部，当第 4 胸椎棘突下，旁开 3 寸。

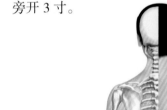

膏肓穴

【主治】

咳嗽，气喘，肺痨，健忘，遗精，完谷不化。

【功效】

益气补虚，通宣理肺。

【日常保健】

» 按摩：

用拇指指腹按揉膏肓穴 3 ~ 5 分钟，每天坚持，可治疗咳嗽、气喘。

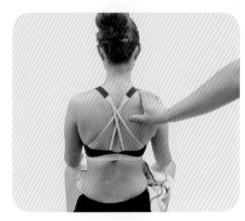

» 艾灸：

用艾条温和灸灸膏肓穴 5 ~ 10 分钟，每天 1 次，可改善咳嗽。

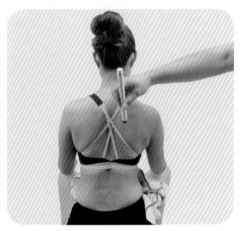

【配伍】

» 膏肓 + 足三里 + 大椎

膏肓穴调理肺气；足三里穴补气健脾；大椎穴善治骨蒸潮热。三穴合用，主治肺结核病。

» 膏肓 + 天突 + 大椎

膏肓穴治疗肺痨经验效穴；天突穴止咳平喘；大椎穴滋阴清热。三穴合用主治咳嗽、支气管哮喘。

脾俞穴

健脾和胃补中气

脾俞属足太阳膀胱经，为脾之背俞穴，内应脾脏，为脾经经气转输之处，有健脾和胃的作用。刺激脾俞穴可促使机体生化气血，是重要的保健穴，对于脾胃气虚型的咳嗽、支气管炎、肺气肿、肺心病等都有很好的疗效。

【定位】

位于背部，当第11胸椎棘突下，旁开1.5寸。与肚脐中相对应处即为第2腰椎，由第2腰椎往上摸3个椎体，即为第11胸椎，其棘突下缘旁开约2横指（食、中指）处为取穴部位。

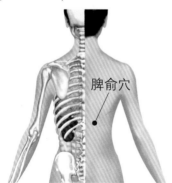

脾俞穴

【主治】

现代常用于治疗胃溃疡、胃炎、胃痉挛、神经性呕吐、肠炎等。

【功效】

健脾和胃，利湿升清。

【日常保健】

» 按摩：

用食指中指并拢按揉脾俞穴100~200次，力度适中，每天坚持，能够治疗腹胀、呕吐、泄泻等病症。

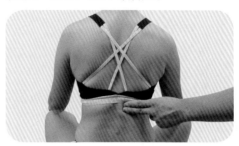

» 艾灸：

每日用艾条温和灸灸脾俞穴灸1~2次，每次灸10分钟左右，灸至皮肤产生红晕为止。可增强肌体对营养的吸收能力，使新陈代谢的机能旺盛，促进血液循环的加快和造血机能的提高。同时对肝炎、腹胀、便血、呕吐、水肿等有效。

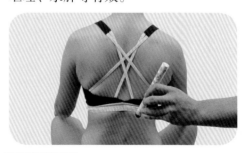

【配伍】

» 脾俞 + 足三里 + 中府

脾俞穴健脾和胃；足三里穴生化气血；中府穴止咳平喘。三穴合用主治脾肾阳虚型咳嗽。

心俞穴

理气宁心

心俞属足太阳膀胱经，为心的背俞穴，与心脏联系密切，主治心与神志病变、咳嗽、吐血等症，对于心肾阳虚型哮喘、过敏性鼻炎，有补益心气、振奋元阳的作用。

【定位】

位于背部，当第5胸椎棘突下，旁开1.5寸。

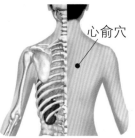

心俞穴

【主治】

惊悸，健忘，心烦，癫痫，癫狂，失眠，咳嗽，吐血，以及风湿性心脏病，冠心病，心动过速或过缓，心律不齐，心绞痛等。

【功效】

散发心室之热，理气宁心。

【日常保健】

» 按摩：

用两手拇指指腹按顺时针方向按揉心俞穴约2分钟，然后按逆时针方向按揉约2分钟，以局部出现酸、麻、胀感觉为佳。每天坚持，能够治疗高脂血症、心痛、心悸等病症。

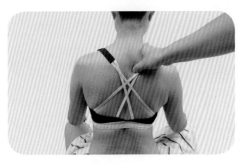

» 艾灸：

手执艾条以点燃的一端对准施灸部位，距离皮肤1.5～3厘米施灸，以感到施灸处温热、舒适为度。每日灸1～2次，每次灸10分钟左右，灸至皮肤产生红晕为止。可改善心痛、咳嗽、咯血等病症。

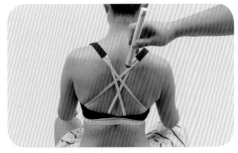

【配伍】

» **心俞＋太渊＋孔最**

心俞穴宽胸理气；太渊穴调补肺气；孔最穴清肺理气。三穴合用主治咳嗽、咯血等病症。

» **心俞＋关元＋内关＋肺俞**

心俞穴补益心气；关元穴滋肾益肺；内关穴补心安神；肺俞穴调补肺气。四穴合用可补益心气、振奋元阳，主治肺心病。

肾俞穴

●——补肾益肺止咳喘

肾，肾脏；俞，输注。肾俞穴意指肾脏的寒湿水气由此外输膀胱经，属足太阳膀胱经，为肾之背俞穴，善于外散肾脏之热，培补肾元。刺激肾俞穴，能促进肾脏的血流量，改善肾脏的血液循环，达到强肾护肾的目的。配伍中府穴、列缺穴、肺俞穴可治疗肾阳虚引起的咳嗽、哮喘等病症。

【定位】

位于腰部，当第2腰椎棘突下，旁开1.5寸。

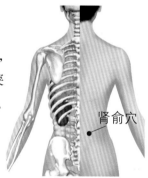

肾俞穴

【主治】

遗尿，遗精，阳痿，月经不调，白带，水肿，耳鸣，耳聋，腰痛。

【功效】

益肾助阳，强腰利水。

【日常保健】

» 按摩：

用食指中指并拢按揉肾俞穴100～200次，力度适中，手法连贯，按至局部有酸胀感为宜。每天坚持，能够治疗月经不调、阳痿、遗精等病症。

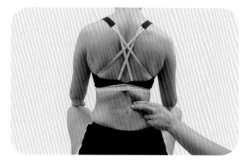

» 艾灸：

手执艾条以点燃的一端对准施灸部位，距离皮肤1.5～3厘米，左右方向平行往复或反复旋转施灸，以感到施灸处温热、舒适为度，灸至皮肤产生红晕为止。具有滋阴补肾的功能，可改善腰膝酸软、水肿等病症。

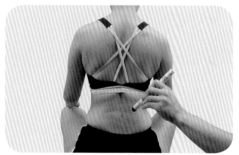

【配伍】

» **肾俞＋肺俞＋中府**

肾俞穴可益肾助阳；肺俞穴可补益肺气；中府穴可清肺平喘。三穴合用主治脾肾阳虚型咳嗽。

» **肾俞＋肝俞＋三阴交**

肾俞穴益肾助阳；肝俞穴疏肝理气；三阴交穴滋阴益肺。三穴合用可滋补肺肾之阴，主治肺肾亏虚型肺结核。

中府穴

肃降肺气止咳喘

中府穴为肺经要穴，患肺系疾病时中府穴常出现压痛反应。实验表明针刺中府穴可缓解支气管平滑肌痉挛，改善肺通气量，缓解哮喘症状，并有增加肝脏血流量、改善肝脏血液循环的作用。

【定位】

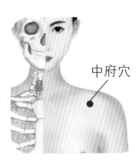

位于胸外侧部，云门下 1 寸，平第一肋间隙处，距前正中线 6 寸。

中府穴

【主治】

咳嗽，气喘，肺胀满，胸痛，肩背痛。

【功效】

肃降肺气，和胃利水，止咳平喘，清泻肺热，健脾补气。

【日常保健】

» 按摩：

两拇指轻轻按揉中府穴 30 秒，然后按顺时针方向按揉约 2 分钟，以局部出现酸、麻、胀感向肺部放射为佳。每天坚持，能够预防肺炎、胸痛、哮喘。

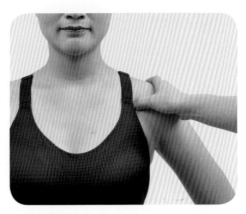

» 艾灸：

艾炷灸 3 ~ 5 壮；或艾条温和灸 10 ~ 20 分钟，使局部皮肤发红。长期坚持，可改善体虚中气不足。

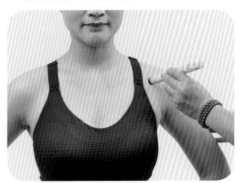

【配伍】

» **中府 + 肺俞**

中府穴清肺止咳；肺俞穴调补肺气。两穴合用，有疏风解表、宣肺止咳的作用，主治外感咳嗽。

» **中府 + 复溜**

中府穴清肺泻热；复溜穴滋阴清热，补肾益肺。此二穴配伍合用，有生津润燥的作用，可用于治疗肺热咳嗽。

云门穴

●—❀▶ 清肺理气治咳嗽

云门穴，属手太阴肺经，可调畅肺脏气机，调理肺脏功能，故有宣肺止咳、化痰散结之功效，是呼吸系统疾病的常用穴位。

【定位】

位于胸外侧部肩胛骨喙突上方，锁骨下窝凹陷处，距前正中线6寸。

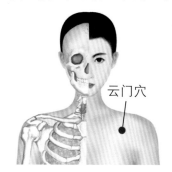

云门穴

【主治】

咳嗽，气喘，胸痛，肩背痛，胸中烦痛。

【功效】

宣肺止咳，化痰散结，泻四肢热邪。

【日常保健】

》 按摩：

每天早晚用拇指或中指指腹点揉云门1~3分钟，进行日常保健，可以预防咳嗽痰多症状。

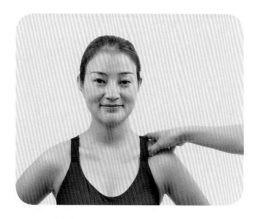

》 艾灸：

用艾条温和灸灸云门穴10~20分钟，使局部皮肤发红，长期坚持，可改善肺气不足，或寒饮伏肺。

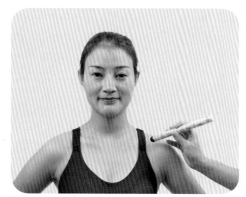

【配伍】

》 云门 + 尺泽 + 肺俞

云门穴清肺理气；尺泽穴清肺热、止咳喘；肺俞穴补益肺气。三穴配伍则能治疗支气管炎。

》 云门 + 肺俞 + 中府

云门穴清肺理气；肺俞穴补益肺气；中府穴清肺止咳。三穴配伍可治外感咳嗽，哮喘等肺部疾病。

迎香穴

疏散风热通鼻窍

迎香属手阳明大肠经，位于鼻旁，脉气直通鼻窍，故通经活络、通利鼻窍之作用甚强，是治疗各种鼻子疾患的要穴，对感冒、鼻炎引起的鼻塞按之有很好的疗效。

【定位】

位于鼻翼外缘中点旁，当鼻唇沟中间。

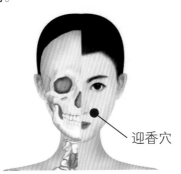

迎香穴

【主治】

鼻塞，鼽衄，口歪，面痒，胆道蛔虫症。

【功效】

疏散风热，通利鼻窍。

【日常保健】

» 按摩：

用双食指指尖揉动鼻孔两侧的迎香穴，每次200下。搓揉的手法不可过于轻柔，以能忍受为宜。不仅可以防止鼻炎的复发，预防伤风感冒，还可以为鼻子美容。

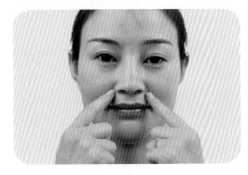

» 刮痧：

用角刮法从上向下刮拭迎香穴3～5分钟，隔天1次，可以治疗鼻疾。

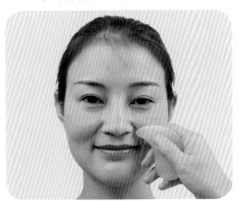

【配伍】

» 迎香 + 印堂 + 合谷

迎香穴宣通鼻窍；印堂穴位于鼻上，是治鼻炎要穴，合谷穴清热解表。三穴配伍主治急慢性鼻炎。

» 迎香 + 尺泽 + 印堂

迎香穴通利鼻窍，治疗鼻病；尺泽穴清泻肺热；印堂穴清鼻窍之火。三穴配伍合用主治鼻出血。

风池穴

疏风祛邪利官窍

　　风池最早见于《灵枢·热病》篇，《谈谈穴位的命名》中说："风为阳邪，其性轻扬，头顶之上，唯风可到，风池穴在颞颥后发际线者中，手少阴、阳维之会，主中风偏枯，少阳头痛，乃风邪蓄积之所，故名风池。"风池穴是祛风要穴，有疏风解表、平肝息风、疏散头风、利五官七窍等功效，是治疗外感风邪及内风上扰所致感冒、咳嗽等呼吸系统疾病的常用穴。

【定位】

　　位于项部，当枕骨之下，与风府相平，胸锁乳突肌与斜方肌上端之间的凹陷处。

风池穴

【主治】

　　头痛，眩晕，颈项强痛，目赤痛，目泪出，鼻渊，鼻衄，耳聋，气闭，中风，口眼歪斜，疟疾，热病，感冒，瘿气。

【功效】

　　平肝息风，祛风解毒，通利官窍。

【日常保健】

　　» 按摩：

　　揉捏风池穴处半分钟左右，以有酸胀感为佳。经常揉捏可改善头痛发热、颈项强痛、咳嗽、眩晕等。

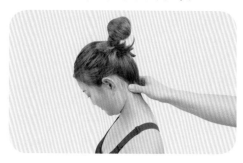

　　» 艾灸：

　　宜采用艾条温和灸。每日灸1次，每次灸5～10分钟。可有效缓解感冒、咳嗽、头痛、眩晕、颈项强痛、目赤痛等症。

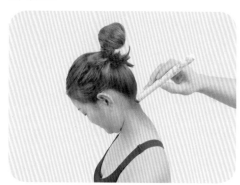

【配伍】

　　» **风池 + 风门 + 肺俞**

　　风池穴疏风解表；风门穴祛风宣肺解表；肺俞穴祛风散寒。三穴配伍合用主治风寒感冒。

　　» **风池 + 大椎 + 曲池**

　　风池穴、大椎穴疏风去邪解表；曲池穴疏散风热。三穴配伍，常用于治疗风热感冒。

太阳穴

❀ 祛风止痛振精神

太阳穴在中医经络学上被称为经外奇穴,《达摩秘方》中将按揉此穴列为"回春法",刺激太阳穴可促使大脑血液循环加快,防治脑动脉硬化,起到振奋精神、止痛醒脑的作用,能够快速有效地缓解感冒引起的头昏、头痛症状。

【定位】

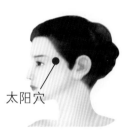

位于颞部,当眉梢与目外眦之间,向后约一横指的凹陷处。

太阳穴

【主治】

偏正头痛,目赤肿痛,目眩,目涩,牙痛,三叉神经痛。

【功效】

清肝明目,通络止痛。

【日常保健】

» 按摩:

双手食指或中指螺纹面分别按于两侧太阳穴,顺时针方向按揉2分钟,以局部有酸胀感为佳。如需要较大范围或力量较重的按揉,可以用两手的鱼际部代替食指。经常按揉此穴,有改善视力、头痛、头晕等作用。

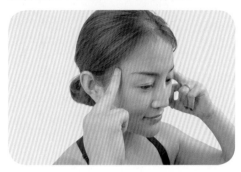

» 艾灸:

用温和灸灸太阳穴,每日灸1次,每次灸3~5分钟,灸至皮肤产生红晕为止。经常艾灸此穴,可治疗头痛、头晕等病症。

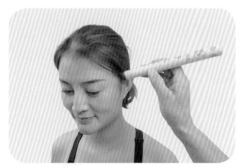

【配伍】

» 太阳 + 印堂

太阳穴与印堂穴配伍,可疏通头部经络气血、祛风止痛,主治感冒引起的头痛头昏症状。

» 太阳 + 神门

太阳穴可疏通头部经络气血;神门穴可养心安神。此二穴合用,可养心安神,主治肺结核病的心烦不寐。

天突穴

治疗哮喘特效穴

天突穴别称玉户、天瞿，属任脉，在胸骨上窝中央，主治咽喉疾病。刺激天突穴能通利肺气，使之爽利通畅，主治气喘、咳嗽、哮喘、暴喑、咽喉肿痛等。

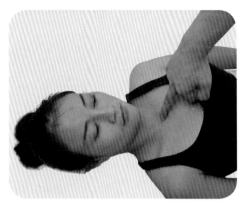

》艾灸：

用艾条温和灸天突穴 5 ~ 10 分钟，每天 1 次，可治疗外感咳嗽、甲状腺肿大等症状。

【定位】

位于颈部，当前正中线上胸骨上窝中央。

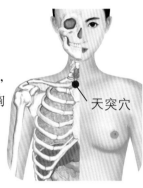

天突穴

【主治】

咳嗽，哮喘，胸中气逆，咯唾脓血，咽喉肿痛，舌下急，暴喑，瘿气，噎嗝，梅核气。

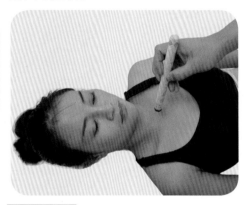

【功效】

宽胸理气，通利气道，降痰宣肺。

【日常保健】

》按摩：

用中指指腹揉按天突穴 200 ~ 300 次，1 天 1 次，可以有效缓解肺部疾病例如咳嗽、哮喘等病症。

【配伍】

》**天突 + 定喘 + 鱼际**

天突穴与定喘穴都是理气止咳平喘的要穴；鱼际穴滋阴清热泻火，此三穴配伍合用主治哮喘、咳嗽等病症。

》**天突 + 少商 + 天容**

天突穴理气止咳；少商穴清热止痛；天容穴清热利咽。三穴配伍合用主治咽喉肿痛、扁桃体炎。

扶突穴

✦ 清咽消肿有奇效

扶突穴别名水穴，属手阳明大肠经。中医认为经穴有"邻近作用"，即俞穴都能治疗所在部位及邻近部位的病症，故扶突穴有清咽消肿、理气降逆之功效。现代常用于治疗吞咽困难、咽喉肿痛、咳嗽气喘等。

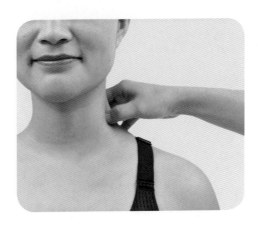

» 艾灸：

用艾条温和灸灸扶突穴 5 ~ 10 分钟，每日 1 次，可治疗颈部疾病。

【定位】

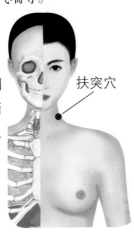

位于颈外侧部，结喉旁，当胸锁乳突肌前、后缘之间。

扶突穴

【主治】

咳嗽，气喘，咽喉肿痛，暴喑，瘰疬，瘿气。

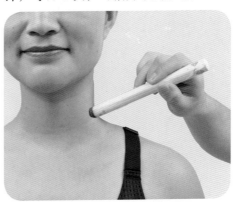

【配伍】

» **扶突 + 大椎 + 合谷**

扶突穴清咽消肿；大椎穴疏风清热；合谷穴清泻肺胃积热。三穴合用，主治暴喑、咽喉肿痛、扁桃体炎等病症。

» **扶突 + 列缺 + 照海**

扶突穴清咽消肿；列缺穴与照海穴合用，可清虚火、利咽喉。三穴合用，主治咽喉肿痛、干痒。

【功效】

清咽消肿，理气降逆。

【日常保健】

» 按摩：

用拇指指腹按压扶突穴，每次左右各按压 3 分钟，可以缓解治疗咳嗽气喘。

天容穴

●─੩→ 清咽润喉的护嗓穴

天容穴位于咽喉附近，中医认为经穴有"邻近作用"，即俞穴都能治疗所在部位及邻近部位的病症。它的清热利咽作用显著，常配伍合谷穴、鱼际穴等，清热泻火、消肿止痛，治疗咽喉肿痛等病。

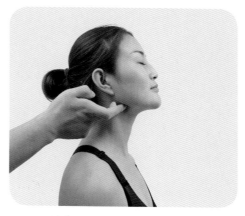

» 刮痧：

用角刮法刮拭天容穴 3 ~ 5 分钟，每日 1 次，可改善咽喉肿痛。

【定位】

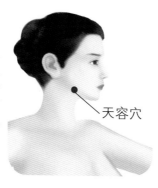

位于颈外侧部，当下颌角的后方，胸锁乳突肌的前缘凹陷中。

天容穴

【主治】

耳鸣，耳聋，咽喉肿痛，颈项强痛。

【功效】

聪耳利咽，清热降逆。

【日常保健】

» 按摩：

用双手中指指腹按揉天容穴穴位并做环状运动，每次按摩 2 分钟。可治疗颈项强痛、呕吐、咽喉肿痛。

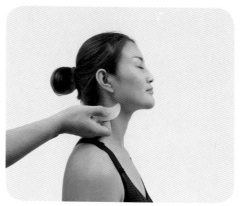

【配伍】

» **天容 + 鱼际 + 少商**

天容穴清热利咽；鱼际穴滋阴清热；少商穴清热泻火。三穴合用，主治咽喉肿痛、扁桃体炎、颊肿。

» **天容 + 少商**

天容穴清热利咽、消肿止痛；少商穴清热泻火。此二穴配伍合用，可治疗咽喉肿痛、扁桃体炎、急慢性咽喉炎等病症。

膻中穴

宽胸理气止咳喘

膻中穴是心包募穴（心包经经气聚集之处），是气会穴（宗气聚会之处），又是任脉、足太阴、足少阴、手太阳、手少阳经的交会穴，能理气活血通络、宽胸理气、止咳平喘。现代医学研究也证实，刺激该穴能通畅上焦之气机，通达经络，理气散瘀，一切气病皆可选用。

【定位】

位于胸部，前正中线上，两乳头连线的中点。

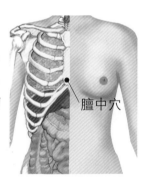

膻中穴

【主治】

胸部疼痛、腹部疼痛、心悸、呼吸困难、咳嗽、过胖、过瘦、呃逆、乳腺炎、缺乳症、咳喘病等。

【功效】

理气止痛，生津增液。

【日常保健】

» 按摩：

按摩者用拇指或中指指腹自下而

上推膻中穴约 2 ~ 5 分钟，以局部出现酸、麻、胀感觉为佳。长期坚持，可改善呼吸困难、心悸等症状。

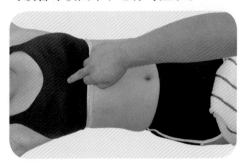

» 艾灸：

用艾条温和灸膻中穴 5 ~ 10 分钟，每天 1 次，可治疗头痛、心悸、心绞痛等症状。

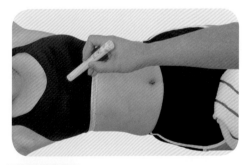

【配伍】

» 膻中 + 天突

膻中穴可清肺通络、宽胸理气；天突穴是理气止咳平喘的要穴。此二穴配伍可宽胸宣肺降气，主治哮喘病。

» 膻中 + 中府 + 丰隆

膻中穴宽胸理气；中府穴清肺热，止咳喘；丰隆穴清热化痰。此三穴配伍可理气清热、止咳化痰，主治咳嗽多痰。

中脘穴

补益脾肺之气

中脘穴属奇经八脉之任脉，八会穴之腑会，为胃之募穴。中医认为，阳病治阴，六腑病症多取募穴，故可用治胃病，有疏利中焦气机、补中气、舒理中气之效。

【定位】

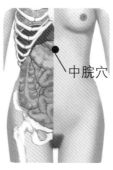

位于上腹部，前正中线上，当脐中上4寸。取穴时，可采用仰卧位，脐中与胸剑联合部(心窝上边)的中点为取穴部位。

中脘穴

【主治】

胃痛，腹痛，腹胀，呕逆，反胃，食不化；肠鸣，泄泻，便秘，便血，胁下坚痛；喘息不止，失眠，脏躁，癫痫，尸厥。胃炎，胃溃疡，胃扩张，子宫脱垂，荨麻疹，食物中毒。

【功效】

和胃健脾，降逆利水。

【日常保健】

» 按摩：

用拇指指腹按压中脘穴约30秒，然后按顺时针方向按揉约2分钟，以局部出现酸、麻、胀感觉为佳。长期坚持，可改善痞积、便秘等症。

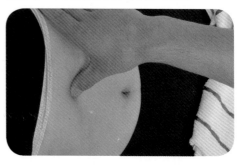

» 艾灸：

用艾条温和灸中脘穴5～10分钟，每天1次。常灸中脘穴可以治疗咳嗽、哮喘、头痛、呕吐等病症。

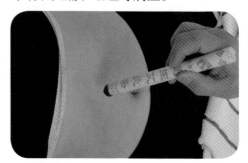

【配伍】

» **中脘+足三里**

中脘穴可健脾益肺；足三里穴生化气血。两穴合用，可健脾和胃、生化气血，对于脾虚型咳嗽、哮喘等病都有很好的疗效。

» **中脘+天突+中府**

中脘穴补脾肺之气；天突穴止咳平喘；中府穴宣肺止咳。此三穴合用，主治脾肺气虚型哮喘。

关元穴

理气清热利湿

关，关卡；元，元首。关元名意指任脉气血中的滞重水湿在此关卡不得上行，是小肠的募穴。本穴为血液循环的强壮刺激点，又为先天气海，元阴元阳在此交会，古今都作为保健的养生要穴，具有补肾壮阳、理气和血、清热利湿等作用。

【定位】

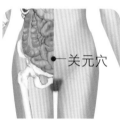

—关元穴

位于下腹部，前正中线上，当脐中下3寸。

【主治】

中风脱证，虚劳冷惫，羸瘦无力，少腹疼痛，霍乱吐泻，痢疾，脱肛，疝气，便血，溺血，小便不利，尿频，尿闭，遗精，白浊，阳痿，早泄，月经不调，经闭，经痛，赤白带下，阴挺，崩漏，阴门瘙痒，恶露不止，胞衣不下，消渴，眩晕。

【功效】

补肾培元，温阳固脱。

【日常保健】

» 按摩：

用拇指指腹按揉法关元穴100～200次，不可以过度用力，按揉时只要局部有酸胀感即可。长期坚持，可治疗泌尿、生殖系统疾患。

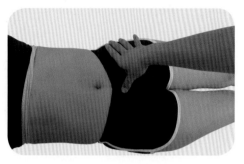

» 艾灸：

艾炷灸或温针灸5～7壮；艾条灸10～15分钟。有强肾壮阳、增加男性性功能的功效，可治疗肾虚而腰酸或阳痿者。

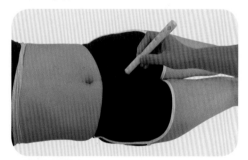

【配伍】

» **关元＋内关＋肺俞**

关元穴滋肾益肺、益气助阳；内关穴补心安神；肺俞穴调补肺气。三穴合用治疗心肾阳虚型哮喘。

» **关元＋肺俞＋中府**

关元穴益气助阳；肺俞穴调补肺气；中府穴可宣肺止咳。三穴合用治疗脾肾阳虚型咳嗽。

气海穴

益气助阳祛病邪

气海穴是任脉常用俞穴之一，穴居脐下，为先天元气之海。本穴是防病强身之要穴之一，有培补元气、益肾固精、补益回阳、延年益寿之功效，刺灸既能增加元气，又能调摄、疏利下焦气机，兼可改善心、肺、脾、肾脏气虚惫。主治元气亏损之疾，如肾气不纳之虚喘，是因为"肺主呼吸，肾主纳气"。肾不纳气，则吸入之气不归纳于肾，故成呼多吸少之喘。

【定位】

位于下腹部前正中线上，当脐中下 1.5 寸。取穴时，可采用仰卧的姿势，直线连接肚脐与耻骨上方，将其分为十等分，从肚脐 3/10 的位置，即为此穴。

气海穴

【主治】

水肿鼓胀，脘腹胀满，水谷不化，大便不通，泻痢不禁，遗尿，遗精，阳痿，疝气，月经不调，痛经，经闭，崩漏，带下，阴挺，腰痛，食欲不振，夜尿症，儿童发育不良等。

【功效】

温阳益气，扶正固本，培元补虚。

【日常保健】

» 按摩：

用拇指指腹按压气海穴约 30 秒，然后按顺时针方向按揉约 2 分钟，以局部出现酸、麻、胀感觉为佳。长期坚持，可改善气血两虚型头痛。

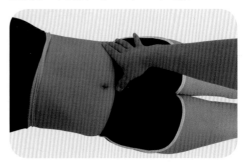

» 艾灸：

每天温和灸灸气海穴 10 ~ 20 分钟，长期坚持，可治疗遗尿、气喘、肠炎等病症。

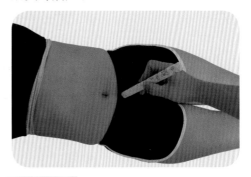

【配伍】

» **气海 + 关元 + 太溪**

气海穴温阳益气；关元穴滋肾益肺；太溪穴滋阴润肺降火。此三穴配伍合用，可补气温阳滋阴，主治阴阳俱虚型肺结核。

定喘穴

人身自备舒喘灵

定喘穴属经外奇穴，现代常用于治疗支气管哮喘、支气管炎、肺结核、百日咳、颈项部扭挫伤等，是止咳平喘的要穴。哮喘发作的患者可以用双手拇指用力点按此穴，感觉局部酸麻胀痛，喘息会渐渐缓解。

【定位】

位于背部，当第7颈椎棘突下，旁开0.5寸。

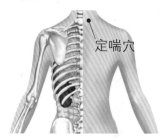

定喘穴

【主治】

哮喘，咳嗽，肩背痛，落枕。

【功效】

止咳平喘，通宣理肺。

【日常保健】

» 按摩：

用大拇指指腹推按定喘穴1～3分钟，长期按摩，可以治疗哮喘久咳、肺结核等症。

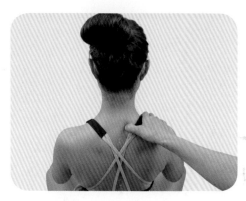

» 艾灸：

用艾条温和灸治定喘穴5～10分钟，一天一次，可以治咳嗽、百日咳、肩背痛等症。

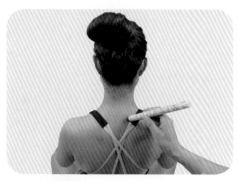

【配伍】

» 定喘＋肺俞＋中府

定喘穴止咳平喘；肺俞穴调补肺气；中府穴清肺止咳。三穴配伍合用有降气平喘的作用，主治咳喘。

» 定喘＋尺泽＋合谷＋膻中

定喘穴止咳平喘；尺泽穴清肺热、止咳喘；合谷穴清热解表；膻中穴宽胸理气。四穴配伍合用有宣肺解表、理气化痰、降气平喘的作用，主治哮喘发作期。

曲池穴

解表热，清热毒

曲，隐秘也，不太察觉之意；池，水的围合之处、汇合之所。为大肠经之合穴，穴名意指本穴的气血物质为地部之上的湿浊之气。大肠与肺相表里，肺主皮毛，故本穴有疏散风热、解表散邪之功。本穴不但能疏散表热，还能清解里热，具有清热解毒、凉血祛风、消肿止痛之功。

【定位】

位于肘横纹外侧端，屈肘，当尺泽与肱骨外上髁连线中点。

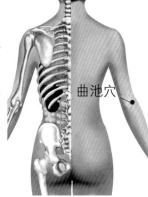

曲池穴

【主治】

脑血管病后遗症，肺炎，扁桃体炎，咽喉炎，牙痛，睑腺炎，乳腺炎，甲状腺肿大，过敏性疾病等。

【功效】

解表热，清热毒。

【日常保健】

» 按摩：

每天早晚用拇指指腹垂直按压曲池，每次 1 ~ 3 分钟，可改善上肢瘫麻、哮喘等症。

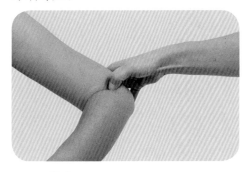

» 艾灸：

宜采用温和灸。施灸时，手执艾条以点燃的一端对准施灸部位，距离皮肤 1.5 ~ 3 厘米处施灸，以感到施灸处温热、舒适为度。每日灸 1 次，每次灸 3 ~ 7 分钟，灸至皮肤产生红晕为止。可有效缓解肩周炎、肘关节炎、高血压病、皮肤病、流行性感冒等病症。

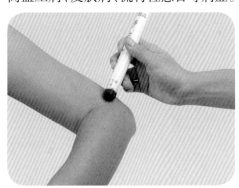

【配伍】

» **曲池 + 合谷 + 外关**

曲池穴疏散风热；合谷穴通经活络；外关穴祛火通络。三穴配伍有通经祛火、清热毒的功效，主治感冒发热、咽喉炎、扁桃体炎、目赤。

尺泽穴

清宣肺气平咳喘

尺泽穴，别名鬼受、鬼堂，属手太阴肺经，有清肺热、平咳喘的功效，是治疗呼吸系统疾病的常用穴位。

【定位】

位于肘横纹中，肱二头肌腱桡侧凹陷处。

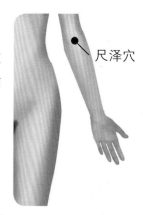

尺泽穴

【主治】

咳嗽，气喘，咳血，潮热，胸部胀满，咽喉肿痛，小儿惊风，吐泻，肘臂挛痛。

【功效】

清宣肺气，泻火降逆。

【日常保健】

» 按摩：

用手按摩尺泽穴可有效泄除肺热。微屈肘，用一手拇指放在尺泽穴上，其余四指放在合适的部位，相对揉捻36次。然后用同样的手法再揉捻对侧的尺泽穴36次，有放射性酸胀感则效果好。

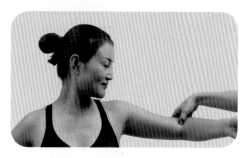

» 艾灸：

宜采用温和灸。施灸时，手执艾条以点燃的一端对准尺泽穴，距离皮肤1.5～3厘米处施灸，以感到施灸处温热、舒适为度。每日灸1次，每次灸3～7分钟，灸至皮肤产生红晕为止。可有效缓咳嗽、气喘、咳血、咽喉肿痛等症。

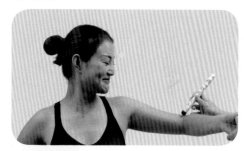

【配伍】

» **尺泽＋肺俞**

尺泽穴疏散风热；肺俞穴宣肺止咳。两穴配伍合用，有降气止咳平喘的作用，主治咳嗽、气喘。

» **尺泽＋中府＋列缺**

尺泽穴疏散风热；中府穴清肺热、止咳喘；列缺穴宣肺止咳。三穴合用，有宣肺止咳平喘的作用，治疗咳嗽、感冒等症。

孔最穴

泻肺热降肺气

孔最穴为肺经之郄穴，善治肺经肺脏之急重症和相关的血证，具有肃降肺气、清泻肺热、凉血止血之功，故此穴能泻肺热、降肺气、宣窍络，而达消肿止痛、开音利咽之效。另外它清泻肺热、宣散肺气，可发汗解表而治疗热病无汗、头痛。

【定位】

位于前臂掌面桡侧，当尺泽与太渊连线上，腕横纹上7寸处。

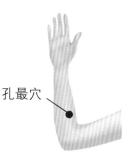

孔最穴

【主治】

咳嗽，气喘，咳血，咽喉肿痛，肘臂挛病，痔疾。

【功效】

清热，发表，利咽，凉血止血。

【日常保健】

» 按摩：

每天用拇指指腹按压孔最1~3分钟，可以预防因长时间蹲坐而造成的痔疮，也可以调理肺气、清热止血。

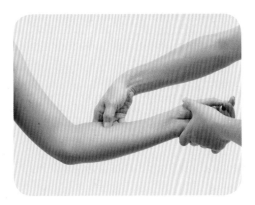

» 艾灸：

艾炷灸或温针灸3~5壮；艾条灸5~10分钟，每天1次，可缓解前臂冷痛。

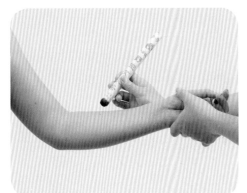

【配伍】

» 孔最 + 肺俞 + 尺泽

孔最穴肃肺化痰、降逆平喘；肺俞穴宣肺平喘；尺泽穴疏散风热。三穴合用可治咳嗽、气喘、咯血等病症。

» 孔最 + 鱼际

孔最穴肃肺化痰、降逆平喘；鱼际穴清肺泻热。两穴配伍合用，有滋阴清热凉血的功效，可用于治疗肺结核的咯血症状。

内关穴

补益心气宁心神

内关穴属手厥阴心包经，为心包经之络穴，亦为八脉交会穴之一，与阴维脉相通。内意位内侧，与外相对，关意为关隘，因穴在前臂内侧要处，犹如关隘，故名。刺激内关穴还有理气止痛、宁心安神的功效，对于肺心病、肺气肿引起的心悸、气短有很好的疗效。

【定位】

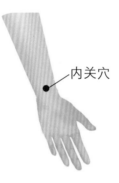

位于前臂掌侧，当曲泽与大陵的连线上，腕横纹上2寸，掌长肌腱与桡侧腕屈肌腱之间。

内关穴

【主治】

心绞痛，心肌炎，心律不齐，高血压病，高脂血症，胃炎，癔症等。

【功效】

宁心安神，理气止痛。

【日常保健】

» 按摩：

用拇指指腹揉按内关穴，100～200次，力度适中，手法连贯，按之局部有酸胀感为宜。每天坚持，能够缓解失眠、胆疾、心痛等病症。

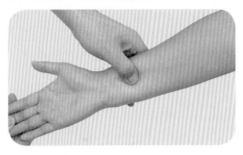

» 艾灸：

施灸时，手执艾条以点燃的一端对准施灸部位，距离皮肤1.5～3厘米，以感到施灸处温热、舒适为度。具有理气止痛的功效，可治疗心痛、痛经、气短等病症。

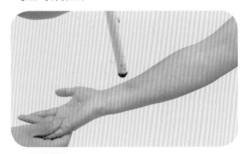

【配伍】

» **内关＋肾俞＋关元**

内关穴可补益心气；肾俞穴可益肾助阳；关元穴固本培元。三穴合用主治肺心病引起的心悸、面目浮肿。

» **内关＋心俞＋气海**

内关穴和心俞穴可补益心气、宁心安神；气海穴可益气助阳。此三穴合用可主治肺心病引起的心悸、气短症状。

列缺穴

宣肺止咳平喘

列，分解，裂开；缺，缺口。此穴属于手太阴肺经之络穴，亦是八脉交会穴（通于任脉），有宣肺解表、通经活络、通调任脉、止咳平喘之效，是治疗伤风外感病的要穴。

【定位】

位于前臂桡侧缘，桡骨茎突上方，腕横纹上1.5寸，当肱桡肌与拇长展肌腱之间。

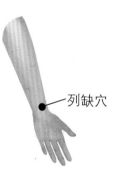

列缺穴

【主治】

伤风，头痛，项强，咳嗽，气喘，咽喉肿痛，口眼歪斜，齿痛。

【功效】

宣肺解表，通经活络，通调任脉。

【日常保健】

» 按摩：

每天坚持用食指指腹揉按列缺，每次1 ~ 3分钟，长期坚持，对于缓解三叉神经痛、健忘、惊悸、高血压病等病症，可以起到显著的保健调理效果。

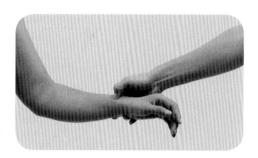

» 艾灸：

宜采用温和灸。施灸时，患者取俯卧，施灸者站或坐于一旁，将点燃的艾条对准儿童的施灸部位，距离皮肤1.5 ~ 3厘米熏烤，以使患儿感到施灸处温热、舒适为度。每日灸1次，每次灸5 ~ 10分钟，灸至皮肤产生红晕为止。可有效缓解惊悸、高血压病等病症。

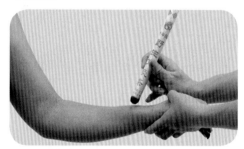

【配伍】

» **列缺＋大椎＋合谷**

列缺穴宣肺解表；大椎穴清泻肺热；合谷清热解表。三穴配伍合用，可用于治疗感冒、咳嗽等。

» **列缺＋肺俞＋膻中**

列缺穴宣通肺气、止咳平喘，肺俞穴宣肺止咳；膻中穴宽胸理气。三穴合用可治咳嗽寒痰、胸膈闭痛。

外关穴

❖ 祛火通络治热病

外，外部也；关，关卡也。该穴名意指三焦经气血在此胀散外行，外部气血被关卡不得入于三焦经。外关穴是手少阳三焦经的常用俞穴之一，火热之邪易上炎头面，经常刺激本穴，对各种热病有良好的治疗效果。

【定位】

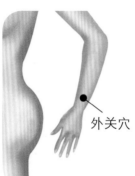

位于前臂背侧，当阳池与肘尖的连线上，腕背横纹上 2 寸，尺骨与桡骨之间。

外关穴

【主治】

热病，头痛，颊痛，耳聋，耳鸣，目赤肿痛，胁痛，肩背痛，肘臂屈伸不利，手指疼痛，手颤。

【功效】

清热解毒，解痉止痛，通经活络。

【日常保健】

» 按摩：

用拇指指尖掐按外关穴 100 ～ 200 次，力度由轻至重再至轻，按摩至局部有酸胀感为宜。高脂血症患者每天坚持，可治疗便秘、头痛、耳鸣、感冒。

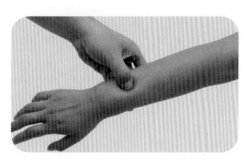

» 艾灸：

宜采用温和灸。施灸时，手执艾条以点燃的一端对准施灸部位，距离皮肤 1.5 ～ 3 厘米处施灸，以感到施灸处温热、舒适为度。每日灸 1 ～ 2 次，每次灸 10 ～ 15 分钟。具有调气镇痛的作用，可缓解上肢关节疼痛。

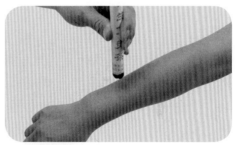

【配伍】

» **外关 + 风池 + 大椎**

外关穴疏风清热；曲池穴疏散风热；大椎穴疏风散寒。三穴合用有疏风祛邪解表的功效，主治风邪与寒、热、暑湿之邪夹杂伤表引起的感冒。

» **外关 + 少商 + 列缺**

外关穴和少商穴可疏风清热；列缺穴可清利咽喉。三穴合用，疏风清热利咽，主治咽喉肿痛、扁桃体炎、急性慢咽炎。

太渊穴

止咳化痰益肺气

太渊穴为肺经之原穴，为肺经之原气流注之处，故此穴擅长补肺虚，既可补肺气之亏损，又可滋肺阴之亏耗，可治疗久病体弱、肺虚诸证。经常用拇指及甲尖掐按太渊穴，每次1～3分钟，可以补肺气、利心脏，促进血液循环，预防心肺疾患。

【定位】

位于腕掌侧横纹桡侧，桡动脉搏动处。

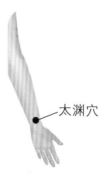

——太渊穴

【主治】

咳嗽，气喘，咳血，胸痛，咽喉肿痛，腕臂痛，无脉症。

【功效】

补肺益气，止咳化痰，通经复脉。

【日常保健】

» 按摩：

经常用拇指及甲尖掐按太渊，每次1～3分钟，可以补肺气、利心脏，促进血液循环，还可保健心脑血管，预防心肺疾患。

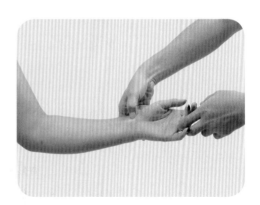

» 艾灸：

艾炷灸1～3壮；艾条灸温和灸太渊穴5～10分钟。因此穴靠近桡动脉，不宜瘢痕灸。每天一次，可缓解咯血、胸闷、乳房肿痛。

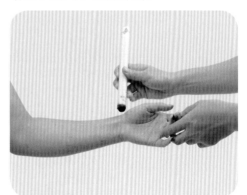

【配伍】

» **太渊＋肺俞＋尺泽**

太渊穴止咳平喘；肺俞穴补益肺气；尺泽穴清肺热，止咳喘。三穴合用可用于治疗支气管炎、咳嗽等症。

» **太渊＋尺泽＋鱼际**

太渊穴止咳平喘；尺泽穴清肺止咳；鱼际穴清肺泻热。三穴合用可治咳嗽、咯血、胸痛、肺结核等病症。

合谷穴

解表清热治感冒

合，汇，聚；谷，两山之间的空隙。合谷名意指大肠经气血会聚于此并形成强盛的水湿风气场。合谷穴为大肠经原穴，中医理论认为大肠经与肺经相表里，肺主皮毛，大肠经是肺经的表经，而且合谷穴与肺经的络脉直接相通，故此穴可以宣肺理气、疏风解表、调汗泻热，是治疗表证的要穴，对于汗证，此穴有双向调理作用，无汗可发汗，汗多可止汗。

【定位】

位于手背，第1、2掌骨间，当第2掌骨桡侧的中点处。

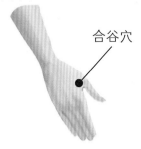

合谷穴

【主治】

头痛，高血压病，目赤肿痛，鼻衄，齿痛，牙关紧闭，口眼歪斜，耳聋，疟腮，咽喉肿痛，热病无汗，多汗，腹痛，便秘，经闭，滞产。

【功效】

镇静止痛，通经活经，清热解表。

【日常保健】

» 按摩：

用拇指指腹垂直按压此穴，每次1～3分钟，每天坚持，治疗急性腹痛，还对感冒、头痛、神经衰弱等症都有很好的调理保健功能。

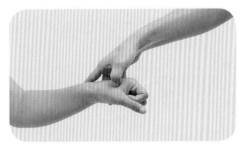

» 艾灸：

宜采用温和灸。将点燃的艾条对准施灸合谷穴，每日灸1次，每次灸5～10分钟，灸至皮肤产生红晕为止。可有效缓解便秘、头晕、目赤肿痛、胃痛等病症。

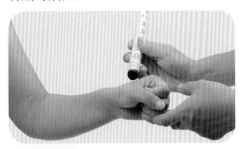

【配伍】

» 合谷＋迎香

合谷穴清热解表；迎香穴可祛风通窍。此二穴配伍合用有疏风解表、宣肺利窍作用，主治感冒，头痛，发热，鼻塞。

鱼际穴

❧ 润肺化痰利咽喉

鱼际穴为肺经荥穴，五行属性属火。中医认为"荥主身热"，故此穴具有清肺泻火、清宣肺气的作用。可治疗风热犯肺，或痰热壅肺、肺失肃降所致的咳嗽气喘、胸闷、胸痛、肺热灼络之咯血、热郁咽喉之肿痛、热邪壅滞、肺金不鸣之失声等。

【定位】

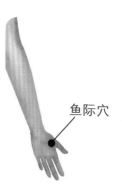

位于手拇指本节（第1掌指关节）后凹陷处，约当第1掌骨中点桡侧，赤白肉际处。

鱼际穴

【主治】

咳嗽，咳血，咽喉肿痛，失声，发热。

【功效】

清宣肺气，清热利咽。

【日常保健】

» 按摩：

日常用两手对搓，或用另一只手的拇指按压鱼际，感觉酸痛时，再稍稍坚持一会儿，能增强肺功能，从而改善容易感冒者的体质状况，提高抵御外邪的能力，有益保持身体健康。

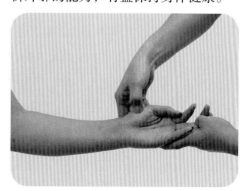

» 艾灸：

采用艾条温和灸灸鱼际穴5～10分钟，灸至皮肤产生红晕为止。可有效缓咳嗽、感冒、牙痛等症。

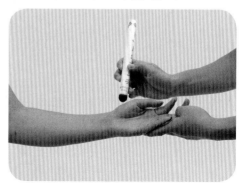

【配伍】

» **鱼际 + 孔最 + 尺泽**

鱼际穴滋阴清热；孔最穴为肺经郄穴，治疗咯血症；尺泽穴清肺泻热。三穴合用，主治咳嗽、咯血。

» **鱼际 + 少商**

鱼际穴滋阴清热利咽；少商穴清热消火止痛。此二穴合用，可治疗咽喉肿痛、扁桃体炎、咽喉炎等病症。

少商穴

解表清热治咽痛

少商穴为肺经之井穴，五行属性属木，其疏通、条达、开泄之作用较强，善清肺泻火，驱邪外出，治疗外感风热郁遏肺经之咳嗽气喘、咽喉肿痛、鼻出血等。另少商穴有泄热醒神的作用，对于中风、中暑、昏厥、烦热、癫狂等都有很好的疗效。

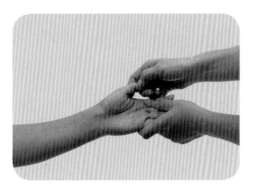

» 艾灸：

采用艾条温和灸灸少商穴 3 ~ 5 分钟，灸至皮肤产生红晕为止。可有效缓解咳嗽、气喘、神志恍惚等症。

【定位】

位于手拇指末节桡侧，距指甲角 0.1 寸。

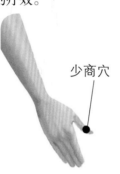

少商穴

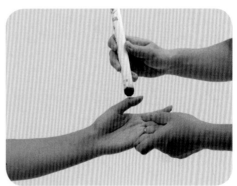

【主治】

咽喉肿痛，咳嗽，鼻衄，发热，昏迷，癫狂。

【配伍】

» 少商 + 曲池 + 中府

少商穴清热解表；曲池穴清泻肺热；中府穴清肺热、止咳喘。三穴合用可有效治疗发热，以及感冒引起的高热症状。

【功效】

清肺利咽，开窍醒神。

【日常保健】

» 按摩：

经常用拇指尖轻轻掐揉少商，揉到少商不痛，对防治慢性咽炎非常有效，还可以预防感冒；注意掐按时力度不宜过大，以免受伤。

» 少商 + 天突 + 合谷

少商穴清热泻火；天突穴消肿止痛；合谷穴清泻肺胃积热。三穴合用可治疗咽喉肿痛、扁桃体炎、急性咽炎等病症。

足三里穴

调理脾胃疏风湿

足三里为足阳明胃经之合穴，是五俞穴之一，"合治内腑"凡六腑之病皆可用之，是一个强壮身心的大穴。传统中医认为，刺激足三里穴有调节机体免疫力，对脾胃气虚引起的呼吸系统疾病有健脾和胃补虚的作用。

【定位】

位于小腿前外侧，当犊鼻下 3 寸，距胫骨前缘一横指（中指）。

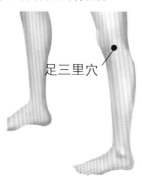

足三里穴

【主治】

急慢性胃肠炎，十二指肠溃疡，胃下垂，痢疾，阑尾炎，肠梗阻，肝炎，高血压，高脂血症，冠心病，心绞痛，风湿热，支气管炎，支气管哮喘，肾炎，肾绞痛，膀胱炎，阳痿，遗精，功能性子宫出血，盆腔炎，休克，失眠等。

【功效】

调理脾胃，补中益气，通经活络，疏风化湿，扶正祛邪。

【日常保健】

» 手指按压：

每天用大拇指或中指按压足三里穴一次，每次每穴按压 1～3 分钟，每分钟按压 15～20 次，长期坚持，可改善消化不良、下肢水肿等病症。

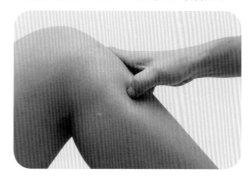

» 艾灸：

每周用艾条艾灸足三里穴 1～2 次，每次灸 15～20 分钟，艾灸时应让艾条的温度稍高一点，使局部皮肤发红，艾条缓慢沿足三里穴上下移动，以不烧伤局部皮肤为度。坚持 2～3 个月，有理脾胃、调气血、主消化、补虚弱之功效。

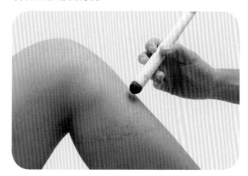

【配伍】

» 足三里 + 丰隆 + 肺俞

足三里穴燥化脾湿；丰隆穴清热化痰；肺俞穴调补肺气、止咳平喘。三穴合用，主治痰多咳嗽。

丰隆穴

祛湿化痰要穴

丰隆穴属足阳明胃经，为胃经之络穴，有疏通脾、胃表里二经的气血阻滞、促进水液代谢的作用。丰隆穴具有调和胃气、祛湿化痰、通经活络、醒脑安神等功效，被古今医学家所公认为治痰之要穴。配伍肺俞穴、尺泽穴治疗咳嗽痰多等痰饮病症。

【定位】

位于小腿前外侧，当外踝尖上 8 寸，条口外，距胫骨前缘二横指（中指）。

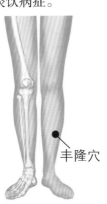

丰隆穴

【主治】

头痛，眩晕，痰多咳嗽，呕吐，便秘，水肿，癫狂痛，下肢痿痹。

【功效】

健脾化痰，和胃降逆，开窍。

【日常保健】

» 按摩：

用手指指腹点按丰隆穴 3 ~ 5 分钟，力度适中，手法连贯，至局部有酸胀感即可。长期按摩，可治疗咳嗽、

胸闷、眩晕等症。

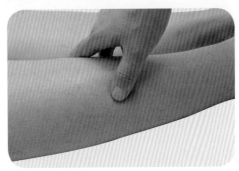

» 艾灸：

宜采用温和灸。每日灸 1 次，每次灸 15 分钟，灸至皮肤产生红晕为止。具有化痰湿、清神志的功效。

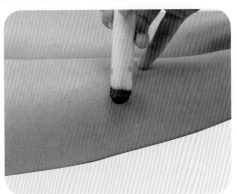

【配伍】

» **丰隆 + 肺俞 + 尺泽**

丰隆穴祛湿化痰；肺俞穴宣肺止咳；尺泽穴疏风清热。此三穴合用有祛痰镇咳的作用，主治痰多咳嗽、哮喘等病症。

» **丰隆 + 肺俞 + 膻中**

丰隆穴健脾祛湿化痰；肺俞穴调补肺气；膻中穴宽胸理气。三穴合用，有祛痰理气的作用，可治疗肺心病。

三阴交穴

滋补肺肾之阴

三阴，足三阴经也；交，交会也。属足太阴脾经，该穴名意指足部的三条阴经中气血物质在本穴交会。刺激三阴交穴，可疏调足三阴经之经气，滋补肺肾之阴，对于肺肾阴虚型咳嗽、哮喘等病症有很好的疗效。

【定位】

位于小腿内侧，当足内踝尖上3寸，胫骨内侧缘后方。

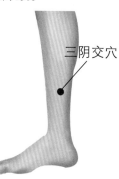

三阴交穴

【主治】

肠鸣腹胀，泄泻，月经不调，带下，阴挺，不孕，滞产，遗精，阳痿，遗尿，疝气，心悸，失眠，高血压病，高脂血症、下肢痿痹，脚气。

【功效】

健脾和胃，调补肝肾，行气活血，疏经通络。

【日常保健】

» 按摩：

被按摩者仰卧，按摩者用拇指顺时针按揉三阴交穴2分钟，然后逆时针按揉2分钟，力度适中，手法连贯，按揉至局部有胀麻感为宜。每天坚持，能够治疗月经不调、腹痛、泄泻等病症。

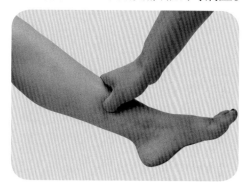

» 艾灸：

宜采用温和灸。每日灸1次，每次灸10～15分钟，灸至皮肤产生红晕为止。可改善肝脾肿大、腹水浮肿等病症。

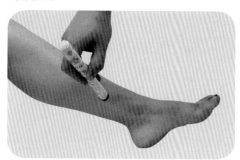

【配伍】

» **三阴交 + 阴陵泉**

三阴交穴与阴陵泉穴配伍合用，可健脾利湿，主治内伤咳嗽引起的肢体浮肿。

» **三阴交 + 丰隆 + 太冲**

此三穴配伍合用，可祛瘀化痰、清利咽喉，主治慢性咽喉炎。

太溪穴

滋阴益肾降肺火

太，甚大；溪，溪流。为足少阴原穴，被称为"人体第一大补穴"，该穴名意指肾经水液在此形成较大的溪水。刺激太溪穴可激活人体肾经的经气，疏通整条肾经，对全身都有调理作用。对于肺肾阴虚型的咳嗽、哮喘、肺结核等有滋阴降火、补肾益肺的作用。

【定位】

位于足内侧内踝后方，当内踝尖与跟腱之间的凹陷处。

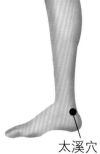

太溪穴

【主治】

头痛目眩，咽喉肿痛，齿痛，耳聋，耳鸣，咳嗽，气喘，胸痛咳血，消渴，月经不调，失眠，健忘，遗精，阳痿，小便频数，腰脊痛，下肢厥冷，内踝肿痛。

【功效】

滋阴益肾，壮阳强腰。

【日常保健】

» 按摩：

用左手拇指指腹按压右侧的太溪穴，按压时先按顺时针方向旋按 20 次，然后再按逆时针旋按 20 次，然后以相同的手法用右手拇指指腹按压左侧的太溪穴。按揉时力度保持适中，每次按揉 5 分钟左右，每天 2 次，能够治疗耳鸣、头痛、哮喘。

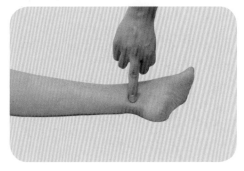

» 艾灸：

艾炷灸或温针灸 3 ~ 5 壮；艾条灸 5 ~ 10 分钟。每天一次，可改善各种肾虚引起的症状。

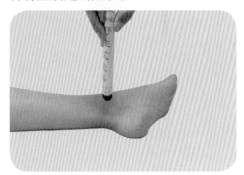

【配伍】

» **太溪 + 少泽**

太溪穴滋阴润肺降火；少泽穴疏风清热。此二穴合用，有滋阴补肾、清虚热的作用，可用于治疗咽喉炎、齿痛、扁桃体炎等病症。

照海穴

滋阴利咽治喉疾

照，照射；海，大水。照海穴是八脉交会穴，该穴名意指肾经经水在此大量蒸发。刺激该穴有滋阴清热的作用。常与列缺穴配伍，此二穴为八脉交会组穴，专治咽喉部疾患。

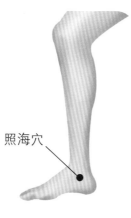

照海穴

【定位】

位于足内侧，内踝尖下方凹陷处。

【主治】

咽喉干燥，痫证，失眠，嗜卧，惊恐不宁，目赤肿痛，月经不调，痛经，赤白带下，阴挺，阴痒，疝气，小便频数，不寐，脚气。

【功效】

滋阴清热，调经止痛。

【日常保健】

» 按摩：

用拇指指腹用力按揉照海穴100 ~ 200次，每天坚持，能够治疗咽

喉肿痛、急性扁桃体炎、消化不良等病症。

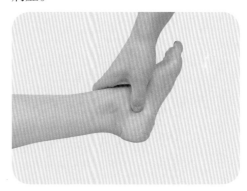

» 艾灸：

艾炷灸或温针灸3 ~ 5壮；艾条温灸5 ~ 10分钟。每天一次，可改善咽喉炎、气喘、痛经、腹痛等病症。

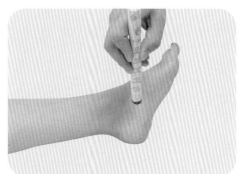

【配伍】

» **照海＋合谷＋列缺**

照海穴具有滋阴清热的作用；列合谷穴清泻肺胃积热；列缺穴可疏散风热。三穴合用主治咽喉肿痛、扁桃体炎等。

» **照海＋列缺**

照海穴与列缺穴配伍可滋阴、清热、利咽，主治咽喉干痒。

复溜穴

·补肾滋阴可清热

复溜穴属足少阴肾经，为肾经之经穴，是调节肾经的"杠杆药"，有补肾滋阴、利水消肿的作用。配伍阴郄穴，可滋阴敛汗，治疗哮喘、肺结核等疾病引起的潮热盗汗。

【定位】

位于小腿内侧，太溪直上2寸，跟腱的前方。

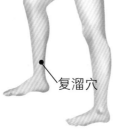

复溜穴

【主治】

泄泻，肠鸣，水肿，腹胀，腿肿，盗汗，脉微细时无，身热无汗，腰脊强痛。

【功效】

补肾益阴，温阳利水。

【日常保健】

» 按摩：

以拇指指腹点揉复溜穴，点揉的力度要均匀、柔和、浸透，使力气深达深层部分安排，以有酸痛感为佳。

早晚各一次，每次点揉3~5分钟，两边复溜穴替换点揉。每天坚持，能治疗腿肿、盗汗。

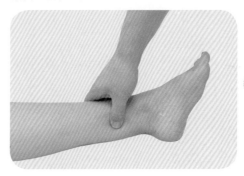

» 艾灸：

艾条温和灸每日灸1次，每次灸10分钟左右。具有补肾滋阴的功效，治疗肾虚头痛。

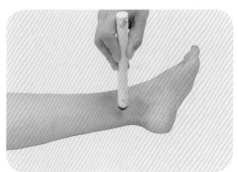

【配伍】

» **复溜 + 肾俞 + 脾俞**

复溜穴益气利水；肾俞穴滋阴益肾；脾俞穴补脾祛湿。三穴合用治疗肺心病引起的水肿症状。

» **复溜 + 阴郄**

复溜穴与阴郄穴均有滋阴清热的功效，二穴合用治疗肺结核病引起的潮热盗汗症状。

第六章

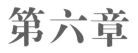

手到病除——
中医理疗调肺系常见病

感冒

感冒是感受触冒风邪或时行病毒引起肺卫功能失调，出现鼻塞、流涕、喷嚏、头痛、恶寒、发热、全身不适等主要临床表现的一种外感疾病。感冒又有伤风、冒风、伤寒、冒寒、重伤风等名称。中医认为，当人的体质虚弱，生活失调，卫气不固，外邪乘虚侵入时就会引起感冒，轻者出现乏力、流涕、咳嗽等症状，称为"伤风"；重者会发烧。中医把感冒归为外感（外邪）疾病，其中包括现代医学的上呼吸道感染和流行性感冒。在相关穴位按摩、艾灸、刮痧、拔罐可以治疗感冒。

按摩疗法

揉捏风池穴

【定位】

位于项部，在枕骨之下，与风府穴相平，胸锁乳突肌与斜方肌上端之间的凹陷处。

【按摩】

被按摩者取坐位，按摩者站在被按摩者背后，用拇指指腹或食指、中指两指并拢，用力环行揉按风池穴，同时头部尽力向后仰，以局部出现酸、沉、重、胀感为宜。每次按揉10分钟，早、晚各按揉一次。

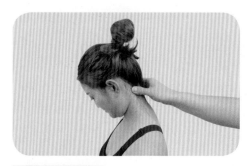

掐揉合谷穴

【定位】

位于第1、第2掌骨间，当第2掌骨桡侧的中点处。

【按摩】

按摩者用大拇指垂直往下按合谷穴，做一紧一按一揉一松的按压，按压的力量要慢慢加强，频率约为每分钟30次左右，按压穴位时以出现酸、麻、胀感觉为佳。

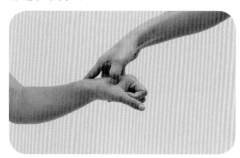

按揉大椎穴

【定位】

位于颈部下端，背部正中线上，第7颈椎棘突下凹陷中。

【按摩】

被按摩者俯卧，按摩者用大拇指

按顺时针方向按揉大椎穴约 2 分钟，然后按逆时针方向按揉约 2 分钟，以局部出现酸、麻、胀感觉为佳。

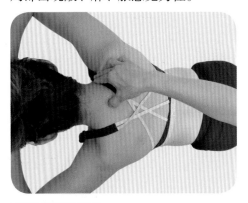

按揉太阳穴

【定位】

位于耳郭前面，前额两侧，外眼角延长线的上方，由眉梢到耳朵之间大约 1/3 的地方，用手触摸最凹陷处就是太阳穴。

【按摩】

被按摩者取坐位或仰卧，按摩者两手中指同时用力，按顺时针方向按揉太阳穴约 2 分钟，然后按逆时针方向按揉约 2 分钟，以局部出现酸、麻、胀感觉为佳。

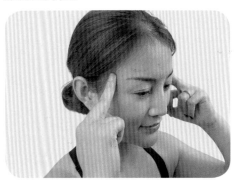

按揉肺俞穴

【定位】

位于背部，当第 5 胸椎棘突下，旁开 1.5 寸。

【按摩】

被按摩者取坐位或俯卧，按摩者两手拇指同时用力，按顺时针方向按揉肺俞穴约 2 分钟，然后按逆时针方向按揉约 2 分钟，以局部出现酸、麻、胀感觉为佳。

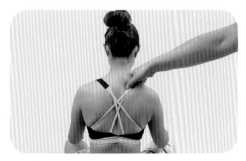

按揉迎香穴

【定位】

位于面部，鼻翼外缘中点旁，当鼻唇沟中。

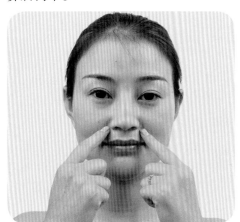

【按摩】

用两手食指指腹同时用力，按顺时针方向按揉迎香穴约1分钟，然后按逆时针方向按揉约1分钟，以局部出现酸、麻、胀感觉为佳。

艾灸疗法

灸风池穴

【定位】

位于项部，在枕骨之下，与风府穴相平，胸锁乳突肌与斜方肌上端之间的凹陷处。

【施灸】

宜采用温和灸。施灸时，被施灸者取坐位，施灸者手执艾条以点燃的一端，悬于施灸穴位上，距离皮肤1.5 ~ 3厘米进行熏烤。每日灸1次，每次灸10 ~ 20分钟。

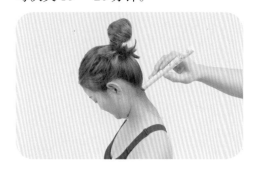

灸风府穴

【定位】

位于项部，当后发际正中直上1寸，枕外隆凸直下，两侧斜方肌之间凹陷处。

【施灸】

宜采用温和灸。施灸时，被施灸者取坐位，施灸者手执艾条以点燃的一端，悬于施灸穴位上，距离皮肤1.5 ~ 3厘米进行熏烤，以感到施灸处温热、舒适为度。每日灸1次，每次灸10 ~ 20分钟。

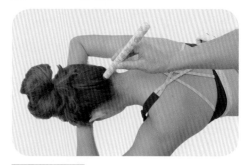

灸肺俞穴

【定位】

位于背部，当第5胸椎棘突下，旁开1.5寸。

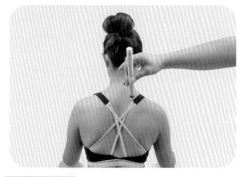

【施灸】

采用回旋灸。施灸时，被施灸者俯卧，施灸者站或坐于一旁，手执艾条以点燃的一端对准施灸部位，距离皮肤 1.5 ~ 3 厘米，左右方向平行往复或反复旋转施灸。每日灸 1 次，每次灸 15 分钟。

灸列缺穴

【定位】

位于前臂桡侧缘，桡骨茎突上方，腕横纹上 1.5 寸处。

【施灸】

采用温和灸。取坐位，施灸时，手执艾条以点燃的一端对准施灸部位，距离皮肤 1.5 ~ 3 厘米，以感到施灸处温热、舒适为度。每日灸 1 次，每次灸 10 ~ 20 分钟。

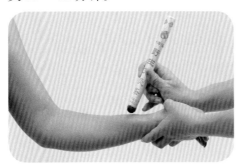

灸合谷穴

【定位】

位于第 1、第 2 掌骨间，当第 2 掌骨桡侧的中点处。

【施灸】

宜采用温和灸。施灸时，手执艾条以点燃的一端对准施灸部位，距离皮肤 1.5 ~ 3 厘米，以感到施灸处温热、舒适为度。每日灸 1 次，每次灸

10 ~ 20 分钟，灸至皮肤产生红晕为止。

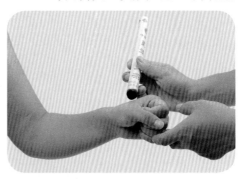

气虚加灸足三里穴

【定位】

位于外膝眼下 3 寸，距胫骨前嵴 1 横指，当胫骨前肌上。

【施灸】

采用温和灸法。取坐位，点燃艾条对准施灸部位，距离皮肤 1.5 ~ 3 厘米，以感到施灸处温热、舒适为度。隔日灸 1 次，每次灸 10 ~ 20 分钟。最好在每晚临睡前灸。

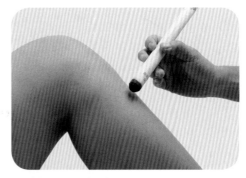

全身酸痛加灸大杼穴

【定位】

位于背部，当第 1 胸椎棘突下，旁开 1.5 寸。

【施灸】

被施灸者俯卧，施灸者手执点燃的艾条对准施灸部位，距离皮肤 1.5～3 厘米，以感到施灸处温热、舒适为度。隔日灸 1 次，每次灸 10～20 分钟。

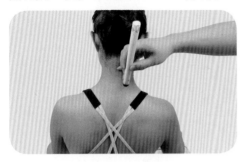

刮痧疗法

刮拭风池穴

【定位】

位于项部，在枕骨之下，与风府穴相平，胸锁乳突肌与斜方肌上端之间的凹陷处。

【刮拭】

颈背部刮痧时，可让被刮拭者面向椅背骑坐，手臂放在椅背上。用单角刮法，自上而下刮拭风池穴 30 次，以局部皮肤潮红出痧为宜。

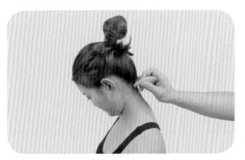

刮拭大椎穴

【定位】

位于颈部下端，背部正中线上，第 7 颈椎棘突下凹陷中。

【刮拭】

被刮拭者面向椅背骑坐，手臂放在椅背上。用面刮法自上而下刮拭大椎穴 30 次，以局部皮肤潮红出痧为宜。

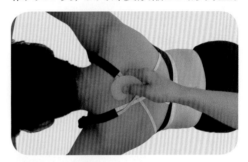

刮拭肺俞穴

【定位】

位于背部，当第 3 胸椎棘突下，旁开 1.5 寸。

【刮拭】

被刮拭者面向椅背骑坐，手臂放在椅背上。用面刮法自上而下刮拭肺俞穴 30 次，以局部皮肤潮红出痧为宜。

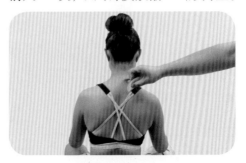

刮拭足三里穴

【定位】

位于小腿前外侧，当犊鼻下3寸，距胫骨前缘1横指（中指）。

【刮拭】

可采用坐位（自己刮拭）或仰卧体位（别人刮拭）。用面刮法从上向下刮拭下肢足三里穴30次，以局部皮肤潮红出痧为宜。

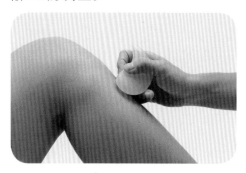

拔罐疗法

【定位】

风池：位于项部，在枕骨之下，与风府穴相平，胸锁乳突肌与斜方肌上端之间的凹陷处。

大椎：位于颈部下端，背部正中线上，第7颈椎棘突下凹陷中。

风门：位于背部，当第2胸椎棘突下，旁开1.5寸。

肺俞：位于背部，当第3胸椎棘突下，旁开1.5寸。

曲池：位于肘横纹外侧端，屈肘时当尺泽与肱骨外上髁连线中点。

合谷：位于第1、第2掌骨间，当第2掌骨桡侧的中点处。

太阳：位于耳郭前面，前额两侧，外眼角延长线的上方，由眉梢到耳朵之间大约1/3的地方，用手触摸最凹陷处就是太阳穴。

印堂：位于前额部，当两眉头连线的中点处。

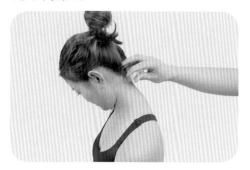

风寒型感冒

拔罐方法：患者取坐位或俯卧，以方便舒适为宜。取大椎、风门、肺俞、曲池、印堂、太阳、合谷中的3～5个穴位，直接把罐吸拔在穴位上，留罐10～15分钟，以皮肤潮红为度。起罐后，对穴位皮肤进行消毒护理。这样的治疗每日1次。

风热型感冒

拔罐方法：

1. 患者取坐位或俯卧，以方便舒适为宜。对大椎、肺俞、风池所在部位进行消毒。注意在拔罐过程中，一定要注意保暖，以免患者病情加重。

2. 用三棱针在消过毒的穴位上点刺，以微微出血为度。在点刺过程中，要缓解患者情绪，以免患者过于紧张使身体抖动，影响治疗。

3. 把罐立即吸拔在点刺过的穴位上，每个穴位均留罐 20 分钟。起罐后将拔处的血液用消毒棉球擦净。亦可用银翘散、桑菊饮药水煮罐，对穴位施以药罐。

咳嗽

咳嗽是机体对侵入气道的病邪的一种保护性反应。古人以有声无痰为咳，有痰无声为嗽。临床上二者常并见，通称为咳嗽。根据发作时特点及伴随症状的不同，一般可以分为风寒咳嗽、风热咳嗽及风燥咳嗽三型。中医认为咳嗽病症的病位在肺，由于肺失宣降，肺气上逆，肺气宣降功能失常所致。在相关穴位按摩、艾灸、刮痧、拔罐可以消除这种困扰。

按摩疗法

指推膻中穴

【定位】

位于胸部前正中线上，两乳头连线的中点。

【按摩】

被按摩者仰卧，按摩者用拇指或中指自下而下推膻中穴约 2 分钟，以局部出现酸、麻、胀感觉为佳。

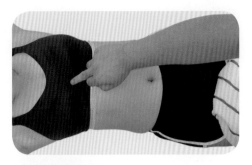

点按天突穴

【定位】

位于颈部，当前正中线上。

【按摩】

被按摩者取坐位，仰头，按摩者用中指点按天突穴约 2 分钟，力度以不影响呼吸为宜。

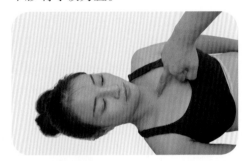

按揉中府穴

【定位】

位于胸前壁的外上方，云门穴下 1 寸，前正中线旁开 6 寸，平第 1 肋间隙处。

【按摩】

被按摩者取坐位或仰卧，按摩者两手拇指轻轻按揉中府穴 30 秒，然后按顺时针方向按揉约 2 分钟，以局部出现酸、麻、胀感向肺部放射为佳。

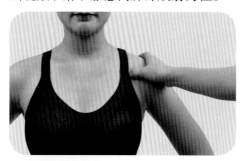

揉掐列缺穴

【定位】

位于前臂桡侧缘，桡骨茎突上方，腕横纹上 1.5 寸处。

【按摩】

按摩者一手托住被按摩者的前臂，用另一手拇指轻揉列缺穴 30 秒，然后用拇指和食指掐按 1 分钟，以局部出现酸、麻、胀感觉为佳。

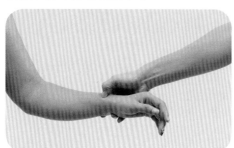

按揉大杼穴

【定位】

位于背部，当第 1 胸椎棘突下，旁开 1.5 寸。

【按摩】

被按摩者取坐位或俯卧，按摩者

两手拇指按顺时针方向轻轻按揉大杼穴约 2 分钟，以局部发热为度。

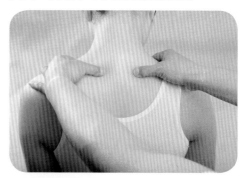

按揉肺俞穴

【定位】

位于背部，当第 5 胸椎棘突下，旁开 1.5 寸。

【按摩】

被按摩者取坐位或俯卧，按摩者两手拇指按顺时针方向按揉肺俞穴约 2 分钟，然后按逆时针方向按揉约 2 分钟，以局部发热为度。

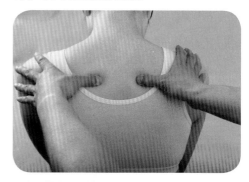

按揉迎香穴

【定位】

位于面部，鼻翼外缘中点旁，当鼻唇沟中。

【按摩】

被按摩者仰卧，按摩者用两手食指指腹同时用力，按顺时针方向按揉迎香穴约1分钟，然后按逆时针方向按揉约1分钟，以局部出现酸、麻、胀感觉为佳。

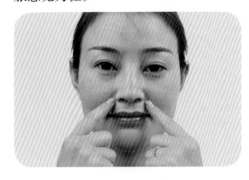

艾灸疗法

灸大椎穴

【定位】

位于颈部下端，背部正中线上，第7颈椎棘突下凹陷中。

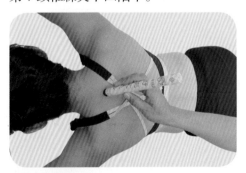

【施灸】

宜采用回旋灸。施灸时，被施灸者俯卧，施灸者站或坐于一旁，手执艾条以点燃的一端对准施灸部位，距离皮肤1.5 ~ 3厘米，以感到施灸处温热、舒适为度。每日灸1 ~ 2次，每次灸20分钟左右，灸至皮肤产生红晕为止。

灸膻中穴

【定位】

位于胸部前正中线上，两乳头连线的中点。

【施灸】

宜采用回旋灸。施灸时，被施灸者俯卧，施灸者站或坐于一旁，手执艾条以点燃的一端对准施灸部位，距离皮肤1.5 ~ 3厘米，左右方向平行往复或反复旋转施灸，以感到施灸处温热、舒适为度。每日灸1次，每次灸3 ~ 7分钟左右。

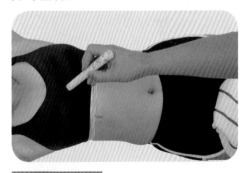

灸足三里穴

【定位】

位于外膝眼下3寸，距胫骨前嵴1横指，当胫骨前肌上。

【施灸】

采用温和灸法，取坐位，点燃艾

条对准施灸部位，距离皮肤 1.5 ～ 3 厘米，以感到施灸处温热、舒适为度，灸至皮肤产生红晕为止。每日灸 1 次，每次灸 3 ～ 15 分钟。最好在每晚临睡前灸。

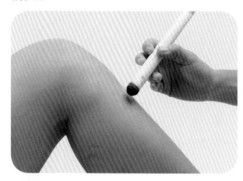

灸膏肓穴

【定位】

位于背部，当第 4 胸椎棘突下，旁开 3 寸。

【施灸】

宜采用回旋灸。施灸时，被施灸者俯卧，施灸者站或坐于一旁，手执艾条以点燃的一端对准施灸部位，距离皮肤 1.5 ～ 3 厘米，左右方向平行往复或反复旋转施灸。每日灸 1 ～ 2 次，每次灸 7 ～ 15 分钟左右。

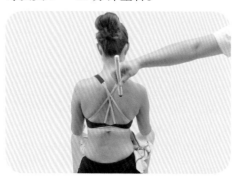

灸列缺穴

【定位】

位于前臂桡侧缘，桡骨茎突上方，腕横纹上 1.5 寸处。

【施灸】

采用温和灸，取坐位，施灸时，手执艾条以点燃的一端对准施灸部位，距离皮肤 1.5 ～ 3 厘米，以感到施灸处温热、舒适为度。每日灸 1 次，每次灸 3 ～ 7 分钟，灸至皮肤产生红晕为止。

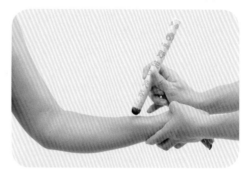

痰多加灸脾俞穴

【定位】

位于背部，当第 11 胸椎棘突下，旁开 1.5 寸。

【施灸】

施灸时，被施灸者俯卧，施灸者手执艾条以点燃的一端对准施灸部位，距离皮肤 1.5 ～ 3 厘米，以感到施灸处温热、舒适为度。每日灸 1 次，每次灸 3 ～ 15 分钟，灸至皮肤产生红晕为止。

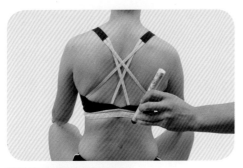

痰多加灸丰隆穴

【定位】

位于小腿前外侧，外踝尖上 8 寸，条口穴外，距胫骨前缘二横指（中指）。

【施灸】

取坐位，手执艾条以点燃的一端对准施灸部位，距离皮肤 1.5 ～ 3 厘米。每日灸 1 次，每次灸 15 分钟，灸至皮肤产生红晕为止。

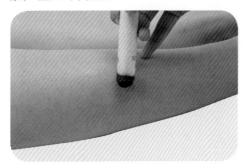

刮痧疗法

刮拭大杼穴

【定位】

位于背部，当第 1 胸椎棘突下，旁开 1.5 寸。

【刮拭】

被刮拭者面向椅背骑坐或者俯卧位。用面刮法从上向下刮拭双侧大杼穴 30 次，以局部皮肤潮红出痧为宜。

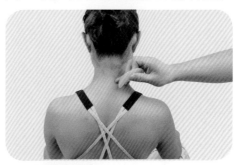

刮拭肺俞穴

【定位】

大位于背部，当第 3 胸椎棘突下，旁开 1.5 寸。

【刮拭】

被刮拭者面向椅背骑坐或者俯卧位。用面刮法从上向下刮拭双侧肺俞穴 30 次，以局部皮肤潮红出痧为宜。

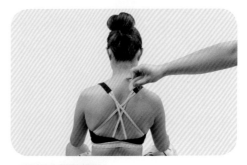

刮拭尺泽穴

【定位】

位于肘横纹中，肱二头肌肌腱桡侧凹陷处。

【刮拭】

刮拭上肢尺泽穴时，可自己刮拭，或者继续由他人帮助刮拭，患者自己调整一个舒适的坐姿或者仰卧体位。用面刮法从上向下刮拭两侧手臂的尺泽穴 30 次，以局部皮肤潮红出痧为宜。

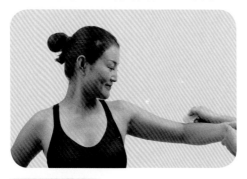

刮拭列缺穴

【定位】

位于前臂桡侧缘，桡骨茎突上方，腕横纹上 1.5 寸处。

【刮拭】

刮拭列缺穴时，可自己刮拭，或者继续由他人帮助刮拭，患者自己调整一个舒适的坐姿或者仰卧体位。用面刮法从上向下刮拭两侧手臂的列缺穴。

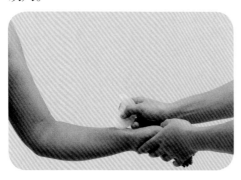

拔罐疗法

【定位】

膻中：位于胸部，当前正中线上，平第 4 肋间，两乳头连线的中点。

中府：位于胸前壁的外上方，云门穴下 1 寸，前正中线旁开 6 寸，平第 1 肋间隙处。

曲泽：位于肘横纹中，当肱二头肌腱的尺侧缘。

丰隆：位于小腿前外侧，外踝尖上 8 寸，条口穴外，距胫骨前缘二横指（中指）。

内关：位于前臂掌侧，当曲泽与大陵的连线上，腕横纹上 2 寸，掌长肌肌腱与桡侧腕屈肌肌腱之间。

大椎：位于颈部下端，背部正中线上，第 7 颈椎棘突下凹陷中。

大杼：位于背部，当第 1 胸椎棘突下，旁开 1.5 寸。

定喘：位于背部，第 7 颈椎棘突下，旁开 0.5 寸。

肺俞：位于背部，当第 3 胸椎棘突下，旁开 1.5 寸。

风门：位于背部，当第 2 胸椎棘突下，旁开 1.5 寸。

身柱：位于背部，当后正中线上，第 3 胸椎棘突下凹陷中。

肝俞：位于背部，当第 9 胸椎棘突下，旁开 1.5 寸。

肾俞：位于腰部，当第 2 腰椎棘

突下，旁开 1.5 寸。

膏肓：位于背部，当第 4 胸椎棘突下，旁开 3 寸。

曲池：位于肘横纹的外侧端，屈肘时当尺泽与肱骨外上髁连线中点。

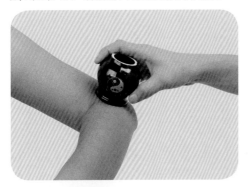

【拔罐方法】

方法一：选择两组穴位：一组为身柱、肺俞、大杼、膏肓、丰隆、曲泽；一组为大椎、风门、膻中、中府。每次选用 1 组，在穴位上拔罐，留罐 10 ~ 15 分钟。每日 1 次，7 次为 1 疗程。两组穴位交替使用。

方法二：1. 患者取坐位或俯卧，以方便舒适为宜。用手指按压两侧曲池穴，按压 3 ~ 5 分钟。因拔罐时间较长，要保护房间的温暖，避免着凉。若拔罐中有身体不适，可适当减少拔罐步骤。

2. 在两侧内关穴拔罐，留罐 5 ~ 10 分钟。

3. 让患者保持俯卧位，用拇指点按定喘穴，按压 3 ~ 5 分钟。

4. 在肺俞、肝俞、肾俞进行闪罐，持续 5 ~ 10 分钟。

5. 结束后，保持仰卧位，在膻中穴拔罐，留罐 5 ~ 10 分钟。

6. 让患者保持坐位或仰卧位，选择足底的肾上腺、肾、输尿管、膀胱反射区进行推罐，反复 20 次左右。

7. 在足底膀胱反射区留罐 15 ~ 20 分钟。

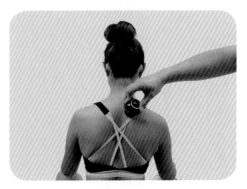

咽痛

咽痛是咽部常见症状，主要由咽部疾病引起，各种咽部黏膜的感染性炎症刺激和压迫痛觉神经末梢，导致咽痛。也可是咽部邻近器官或全身疾病在咽部的表现。任何刺激喉咙及口腔黏膜的物质都可能引起咽喉痛。包括：病毒、细菌感染、过敏反应、灰尘、香烟、废气、热饮料或食物，牙齿或牙龈感染有时也会累及咽喉、慢性咳嗽、极干燥的环境、胃酸反流及说话声音过大同样会刺激喉咙，声音嘶哑是常见的副作用。通过穴位按摩、刮痧可达到清热解毒，消肿散结，治疗本病的目的。

按摩疗法

点按天鼎穴

【定位】

位于颈外侧部，胸锁乳突肌后缘，当结喉旁，扶突穴与缺盆穴连线中点。

【按摩方法】

被按摩者仰卧或取坐位，按摩者用拇指点按天鼎穴 1 分钟，以不感到难受为佳。

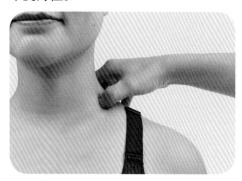

点按水突穴

【定位】

位于颈部胸锁乳突肌的前侧边缘，喉结斜下方。

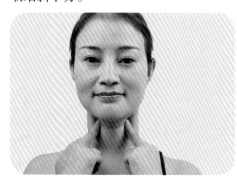

【按摩】

被按摩者仰卧或取坐位，按摩者用拇指或中指点按水突穴 1 分钟，以不感到难受为佳。

点按天突穴

【定位】

位于颈部，当前正中线上。取穴时，可采用仰靠坐位的姿势，在两锁骨中间，胸骨上窝中央。

【按摩】

被按摩者取坐位，仰头，按摩者用中指点按天突穴约 2 分钟，力度以不影响呼吸为宜。

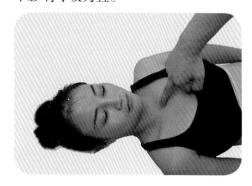

按揉曲池穴

【定位】

位于肘横纹外侧端，屈肘时当尺泽与肱骨外上髁连线中点。

【按摩】

按摩者一手托着按摩者的手臂，另一手拇指按顺时针方向按揉曲池穴约 2 分钟，然后按逆时针方向按揉约 2

分钟,左右手交替进行,以局部出现酸、麻、胀感为佳。

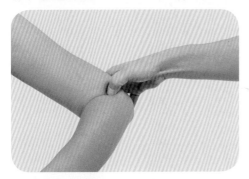

掐揉合谷穴

【定位】

位于第1、第2掌骨间,当第2掌骨桡侧的中点处。

【按摩】

大拇指垂直往下按,做一紧一按一揉一松的按压。按压的力量要慢慢加强,频率约为每分钟30次左右,按压穴位时以出现酸、麻、胀感觉为佳。

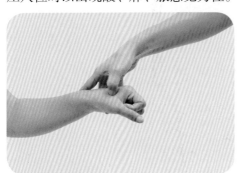

掐揉少商穴

【定位】

位于手拇指末节桡侧,距指甲角0.1寸。

【按摩】

按摩着用大拇指指甲掐按被按摩者少商穴,掐按的力量要慢慢加强,频率约为每分钟30次左右,掐按穴位时以出现酸、麻、胀感觉为佳。

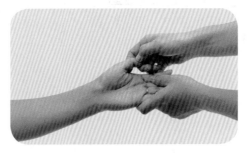

刮痧疗法

刮拭廉泉穴

【定位】

位于颈部,当前正中线上,结喉上方,舌骨上缘凹陷处。

【刮拭】

放松身体,用面刮法从上向下缓慢刮拭廉泉穴,不宜过重,稍出痧即可。

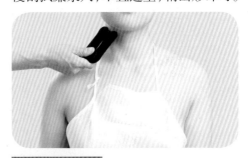

刮拭天突穴

【定位】

位于颈部,当前正中线上。取穴时,

可采用仰靠坐位的姿势，在两锁骨中间，胸骨上窝中央。

【刮拭】

用单角刮法缓慢轻刮天突穴，不宜过重，稍出痧即可。

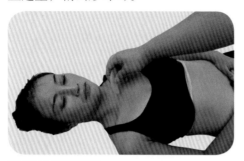

刮拭大椎穴

【定位】

位于颈部下端，背部正中线上，第 7 颈椎棘突下凹陷中。

【刮拭】

以面刮法从上向下刮拭背部大椎穴 30 次，以皮肤潮红出痧为宜。

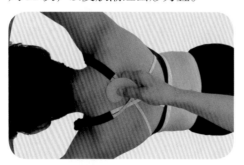

刮拭风门穴

【定位】

位于背部，当第 2 胸椎棘突下，旁开 1.5 寸。

【刮拭】

采取坐位，以方便刮拭和自我感觉舒适为宜。以面刮法从上向下刮拭背部大椎穴、双侧风门穴至肺俞穴。

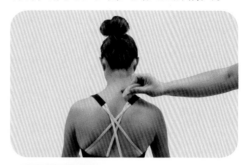

刮拭肺俞穴

【定位】

位于背部，当第 3 胸椎棘突下，旁开 1.5 寸。大椎穴往下推 3 个椎骨，即为第 3 胸椎，其下缘旁开约 2 横指（食、中指）处为取穴部位。

【刮拭】

以面刮法从上向下刮拭肺俞穴 30 次，以皮肤潮红出痧为宜。

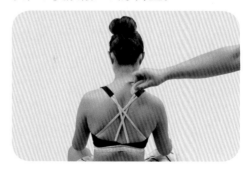

刮拭曲池穴

【定位】

位于肘横纹外侧端，屈肘时当尺

泽与肱骨外上髁连线中点。取穴时，仰掌屈肘成45°，肘关节桡侧，肘横纹头为取穴部位。

【刮拭】

以面刮法刮拭上肢曲池穴、尺泽穴、列缺穴，再用平面按揉法按揉手背合谷穴。重刮前臂尺泽穴，至皮肤发红、皮下紫色痧斑痧痕形成为止。最后重刮手部合谷穴30次，可不出痧。

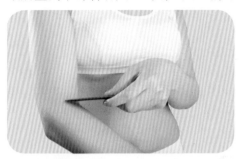

慢性支气管炎

慢性支气管炎是由于感染或非感染因素引起气管、支气管黏膜及其周围组织的慢性非特异性炎症。其病理特点是支气管腺体增生、黏液分泌增多。临床出现有连续2年以上，每次持续3个月以上的咳嗽、咳痰或气喘等症状。早期症状轻微，多在冬季发作，春暖后缓解；晚期炎症加重，症状长年存在，不分季节。疾病进展又可并发阻塞性肺气肿、肺源性心脏病，严重影响人体健康。中医认为，本病为素体虚弱、外感六淫邪气、肺失宣降、痰饮内伏、气机不利所致。在相关穴位艾灸、拔罐能宣肺止咳、化痰平喘。

艾灸疗法

灸肺俞穴

【定位】

位于背部，当第5胸椎棘突下，旁开1.5寸。

【施灸】

采用回旋灸。施灸时，被施灸者俯卧，施灸者站或坐于一旁，手执艾条以点燃的一端对准施灸部位，距离皮肤1.5 ~ 3厘米，左右方向平行往复或反复旋转施灸。每日灸1次，每次灸10 ~ 15分钟，灸至皮肤产生红晕为止。

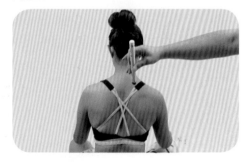

灸定喘穴

【定位】

位于背部，第7颈椎棘突下，旁开0.5寸。

【施灸】

采用回旋灸。施灸时，被施灸者俯卧，施灸者站或坐于一旁，手执艾条以点燃的一端对准施灸部位，距离皮肤 1.5 ~ 3 厘米，左右方向平行往复或反复旋转施灸。每日灸 1 次，每次灸 10 ~ 15 分钟，灸至皮肤产生红晕为止。

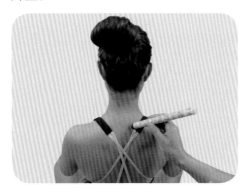

灸合谷穴

【定位】

位于第 1、第 2 掌骨间，当第 2 掌骨桡侧的中点处。

【施灸】

宜采用温和灸。施灸时，手执艾条以点燃的一端对准施灸部位，距离皮肤 1.5 ~ 3 厘米，以感到施灸处温热、舒适为度。每日灸 1 次，每次灸 10 ~ 20 分钟，一般每周灸 3 ~ 4 次。

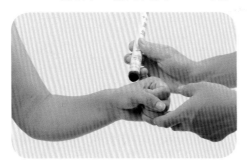

灸足三里穴

【定位】

位于外膝眼下 3 寸，距胫骨前嵴 1 横指，当胫骨前肌上。

【施灸】

宜采用温和灸。取坐位，点燃艾条对准施灸部位，距离皮肤 1.5 ~ 3 厘米，以感到施灸处温热、舒适为度，灸至皮肤产生红晕为止。隔日灸 1 次，每次灸 3 ~ 15 分钟。

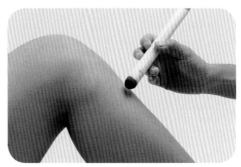

拔罐疗法

【选穴定位】

足三里：位于小腿前外侧，当犊鼻下 3 寸，距胫骨前缘 1 横指（中指）。

丰隆：位于小腿前外侧，外踝尖上 8 寸，条口穴外，距胫骨前缘二横指（中指）。

大椎：位于颈部下端，背部正中线上，第 7 颈椎棘突下凹陷中。

风门：位于背部，当第 2 胸椎棘突下，旁开 1.5 寸。

身柱：位于背部，当后正中线上，

第 3 胸椎棘突下凹陷中。

脾俞：位于背部，当第 11 胸椎棘突下，旁开 1.5 寸。

肾俞：位于腰部，当第 2 腰椎棘突下，旁开 1.5 寸。

肺俞：位于背部，当第 3 胸椎棘突下，旁开 1.5 寸。

中府：位于胸前壁的外上方，云门穴下 1 寸，前正中线旁开 6 寸，平第 1 肋间隙处。

膻中：位于胸部，当前正中线上，平第 4 肋间，两乳头连线的中点。

尺泽：位于肘横纹中，肱二头肌肌腱桡侧凹陷处。

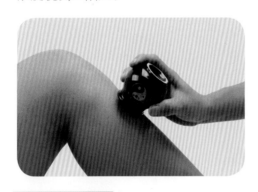

【拔罐方法】

急性支气管炎拔罐方法：让患者取坐位、俯卧（背部）或仰卧（腹部），以方便舒适为宜。分别将罐吸拔在大椎、风门、身柱、脾俞、膻中、中府、尺泽。每个穴位留罐 20 分钟，以皮肤充血为度。这样的治疗每日 1 次。拔罐时可根据患者体质，一次性把罐全部吸拔在穴位上，也可拔完一部分穴位，起罐后，再拔另外一些。

慢性支气管炎拔罐方法：让患者取坐位、俯卧（背部）或仰卧（腹部），以方便舒适为宜。分别把罐吸拔在肺俞、脾俞、肾俞、中府、膻中、足三里、丰隆，留罐 15 分钟，每日拔罐一次。因所拔穴位较多，时间较长，所以一定要注意保暖，防止感冒，以免加重病情。

过敏性鼻炎

鼻炎指的是鼻腔黏膜和黏膜下组织的炎症。表现为充血或水肿，患者经常会出现鼻塞、流清水涕、鼻痒、喉部不适、咳嗽等症状。鼻腔分泌的稀薄液体样物质称为鼻涕或者鼻腔分泌物，其作用是帮助清除灰尘、细菌以保持肺部的健康。通常情况下，混合细菌和灰尘后的鼻涕吸至咽喉并最终进入胃内，因其分泌量很少，一般不会引起人们的注意。当鼻内出现炎症时，鼻腔内分泌大量的鼻涕，并因感染而变成黄色，流经咽喉时引起咳嗽，鼻涕量十分多时还可经前鼻孔流出。中医认为，引起过敏性鼻炎的原因有内外之分。内因主要是病人的脏腑功能失调，肺、脾、肾等脏器出现虚损。在此基础上，如果再加上感受风寒、邪气侵袭等外在因素就会发病。可采用按摩、艾灸疗法，改善鼻、面部、鼻甲部的血液循环，恢复鼻腔组织的生理功能。

按摩疗法

按揉迎香穴

【定位】

位于面部，鼻翼外缘中点旁，当鼻唇沟中。

【按摩】

被按摩者仰卧，按摩者用双手食指指腹轻轻按顺时针方向按揉迎香穴约1分钟，然后按逆时针方向按揉约1分钟，以局部出现酸、麻、胀感觉为佳。

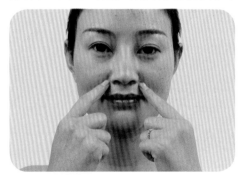

推抹印堂穴

【定位】

位于前额部，当两眉头连线的中点处。

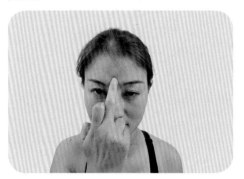

【按摩】

被按摩者仰卧，按摩者用拇指或中指从鼻子向额头方向推抹印堂穴约2分钟，以局部出现酸、麻、胀感觉为佳。

按揉上星穴

【定位】

位于头部，当前发际正中直上1寸。

【按摩】

被按摩者仰卧，按摩者用拇指按顺时针方向按揉上星穴约2分钟，然后按逆时针方向按揉约2分钟，以局部出现酸、麻、胀感觉为佳。

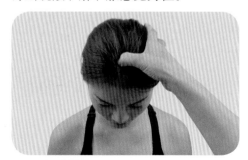

揉捏风池穴

【定位】

位于项部，在枕骨之下，与风府穴相平，胸锁乳突肌与斜方肌上端之间的凹陷处。

【按摩】

被按摩者取坐位，按摩者站在被按摩者背后，用拇指指腹或食指、中指两指并拢，用力环行揉按风池穴，同时头部尽力向后仰，以局部出现酸、沉、重、胀感为宜。每次按揉10分钟，早、晚各按揉一次。

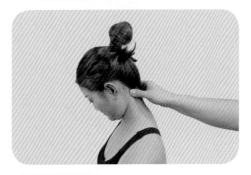

掐揉合谷穴

【定位】

位于第1、第2掌骨间，当第2掌骨桡侧的中点处。

【按摩】

大拇指垂直往下按，做一紧一按一揉一松的按压，按压的力量要慢慢加强，频率约为每分钟30次左右，按压穴位时以出现酸、麻、胀感觉为佳。

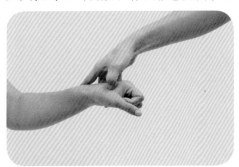

搓揉涌泉穴

【定位】

位于足前部凹陷处第2、3趾趾缝纹头端与足跟连线的前1/3处。

【按摩】

按摩者一手托着按摩者的脚，另一手拇指或中指从足跟通过涌泉穴搓向足尖约1分钟，然后按揉约1分钟，左右脚交替进行，以局部出现酸、麻、胀感为佳。

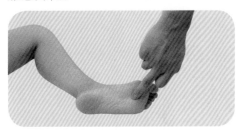

艾灸疗法

灸迎香穴

【定位】

位于面部，鼻翼外缘中点旁，当鼻唇沟中。

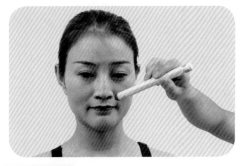

【施灸】

采用温和灸法。施灸时，被施灸者取坐位，施灸者手执点燃的艾条对准施灸部位，距离皮肤1.5～3厘米，以感到施灸处温热、舒适为度。每日灸1次，每次灸10～20分钟，灸至皮肤产生红晕为止。

灸印堂穴

【定位】

位于前额部，当两眉头连线的中点处。

【施灸】

采用温和灸法。施灸时，取坐位，施灸者手执点燃的艾条对准施灸部位，距离皮肤 1.5 ~ 3 厘米，以感到施灸处温热、舒适为度。每日灸 1 次，每次灸 5 ~ 15 分钟，灸至皮肤产生红晕为止。

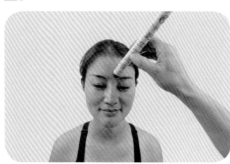

灸风池穴

【定位】

位于项部，在枕骨之下，与风府穴相平，胸锁乳突肌与斜方肌上端之间的凹陷处。

【施灸】

宜采用温和灸。施灸时，被施灸者取坐位，施灸者手执艾条以点燃的一端对准施灸穴位上，距离皮肤 1.5 ~ 3 厘米，以感到施灸处温热、舒适为度。

每日灸 1 次，每次灸 5 ~ 15 分钟，灸至皮肤产生红晕为止。

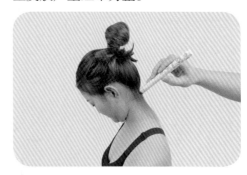

灸足三里穴

【定位】

位于外膝眼下 3 寸，距胫骨前嵴 1 横指，当胫骨前肌上。

【施灸】

采用温和灸法。取坐位，点燃艾条对准施灸部位，距离皮肤 1.5 ~ 3 厘米，以感到施灸处温热、舒适为度，灸至皮肤产生红晕为止。1 日灸 1 次，每次灸 20 分钟。最好在每晚临睡前灸。

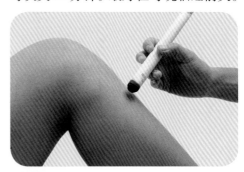

灸口禾髎穴

【定位】

位于上唇部，鼻孔外缘直下，平水沟穴。

【施灸】

采用温和灸法，施灸时，被施灸者取坐位，施灸者手执点燃的艾条对准施灸部位，距离皮肤 1.5 ~ 3 厘米，以感到施灸处温热、舒适为度。每日灸 1 次，每次灸 10 ~ 20 分钟，灸至皮肤产生红晕为止。

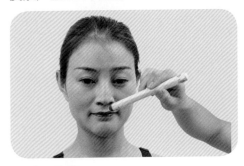

灸合谷穴

【定位】

位于第 1、第 2 掌骨间，当第 2 掌骨桡侧的中点处。

【施灸】

宜采用温和灸。施灸时，手执艾条以点燃的一端对准施灸部位，距离皮肤 1.5 ~ 3 厘米，以感到施灸处温热、舒适为度。每日灸 1 ~ 2 次，每次灸 10 ~ 20 分钟，6 次为 1 个疗程。

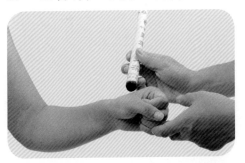

灸肺俞穴

【定位】

位于背部，当第 5 胸椎棘突下，旁开 1.5 寸。

【施灸】

采用温和灸。施灸时，被施灸者俯卧，施灸者站或坐于一旁，手执艾条以点燃的一端对准施灸部位，距离皮肤 1.5 ~ 3 厘米。每日灸 1 次，每次灸 10 ~ 15 分钟。

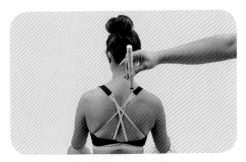

扁桃体炎

扁桃体炎是扁桃体的炎症。症状轻重不一。由病毒引起者，局部及全身症状皆较轻，扁桃体充血，表面无渗出物。由细菌所致者症状较重，起病较急，可有恶寒及高热，体温可达 39 ~ 40℃。幼儿可因高热而抽搐。咽痛明显，吞咽时尤重，甚至可放射到耳部。病程约 7 天左右。中医称扁桃体为"乳蛾"，认为急乳蛾发病原因有风寒、湿邪、风瘟、风火、热毒、肺胃郁热等。总的来说，一是湿邪外感，直犯肺胃；二是内有伏火，上犯咽喉。慢乳蛾主要是因为先天不足、痰气阻塞、热火上扰、饮食所伤、肝火痰结、痰瘀内结等。儿童的主要发病原因是禀赋不足、气血双亏，致痰浊凝滞难解而僵肿。在相关穴位艾灸、刮痧可以益气健脾、和胃利咽，从而治疗此病。

艾灸疗法

灸合谷穴

【定位】

位于第1、第2掌骨间，当第2掌骨桡侧的中点处。

【施灸】

宜采用温和灸。施灸时，手执艾条以点燃的一端对准施灸部位，距离皮肤1.5～3厘米，以感到施灸处温热、舒适为度。每日灸1次，每次灸5～10分钟。一般6次为1疗程。

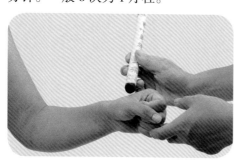

灸曲池穴

【定位】

位于肘横纹外侧端，屈肘时当尺泽与肱骨外上髁连线中点。

【施灸】

宜采用温和灸。施灸时，手执艾条以点燃的一端对准施灸部位，距离皮肤1.5～3厘米处施灸。每日灸1～2次，每次灸30分钟，灸至皮肤产生红晕为止。

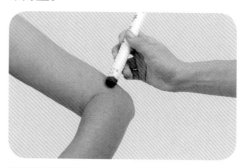

灸大椎穴

【定位】

位于颈部下端，背部正中线上，第7颈椎棘突下凹陷中。

【施灸】

宜采用回旋灸。施灸时，被施灸者俯卧，施灸者站或坐于一旁，手执艾条以点燃的一端对准施灸部位，距离皮肤1.5~3厘米，以感到施灸处温热、舒适为度。每日灸1～2次，每次灸30分钟，灸至皮肤产生红晕为止。

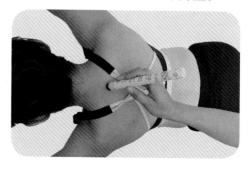

灸涌泉穴

【定位】

位于足前部凹陷处第2、3趾趾缝纹头端与足跟连线的前1/3处。

【施灸】

采用温和灸。手执艾条以点燃的一端对准施灸部位，距离皮肤1.5～3厘米，灸至皮肤产生红晕为止。每日灸1次，每次10分钟。

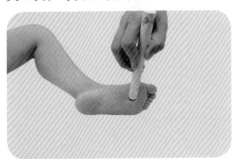

灸足三里穴

【定位】

位于外膝眼下3寸，距胫骨前嵴1横指，当胫骨前肌上。

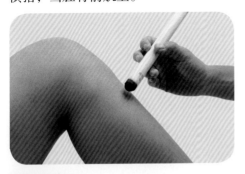

【施灸】

采用温和灸。取坐位，点燃艾条对准施灸部位，距离皮肤1.5～3厘米，

以感到施灸处温热、舒适为度，灸至皮肤产生红晕为止。每日灸1次，每次灸5～10分钟。

☝ 症状1：急性扁桃体炎

加灸少泽穴

【定位】

位于手小指末节尺侧，距指甲角0.1寸。

【施灸】

采用温和灸法，取坐位，点燃艾条对准施灸部位，距离皮肤1.5～3厘米，以感到施灸处温热、舒适为度。每日灸1～2次，每次灸10～20分钟，灸至皮肤产生红晕为止。

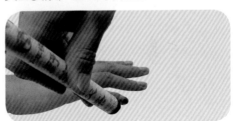

加灸鱼际穴

【定位】

位于手外侧，第1掌骨中点，赤白肉际处。

【施灸】

采用温和灸。取坐位，点燃艾条对准施灸部位，距离皮肤1.5～3厘米，以感到施灸处温热、舒适为度。每日

灸 1～2 次，每次灸 10～20 分钟，灸至皮肤产生红晕为止。

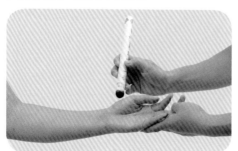

加灸内庭穴

【定位】

位于足背，当第 2、第 3 趾间，趾蹼缘后方赤白肉际处。

【施灸】

手执艾条以点燃的一端对准施灸穴位上，距离皮肤 1.5～3 厘米，以感到施灸处温热、舒适为度。每日灸 1～2 次，每次灸 10～20 分钟，灸至皮肤产生红晕为止。

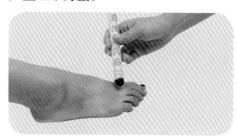

加灸天突穴

【定位】

位于颈部，当前正中线上。

【施灸】

被施灸者取坐位，施灸者手执艾

条以点燃的一端对准施灸穴位上，距离皮肤 1.5～3 厘米，以感到施灸处温热、舒适为度。每日灸 1～2 次，每次灸 10～20 分钟。

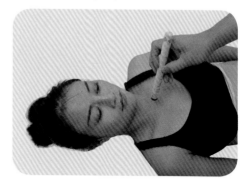

症状 2：慢性扁桃体炎

加灸颊车穴

【定位】

位于头部侧面下颌骨边角上，向鼻子斜方向约 1 厘米处的凹陷中。

【施灸】

宜采用温和灸。施灸时，被施灸者取坐位，施灸者手执艾条以点燃的一端对准施灸穴位上，距离皮肤 1.5～3 厘米，以感到施灸处温热、舒适为度。每日灸 1～2 次，每次灸 5～10 分钟。

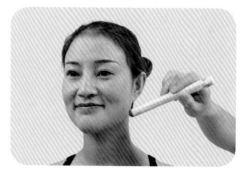

加灸太溪穴

【定位】

位于足内侧，内踝后方与脚跟骨筋腱之间的凹陷处。

【施灸】

取坐位，施灸时，手执艾条以点燃的一端对准施灸部位，距离皮肤1.5～3厘米，以感到施灸处温热、舒适为度。每日灸1～2次，每次灸5～15分钟，灸至皮肤产生红晕为止。

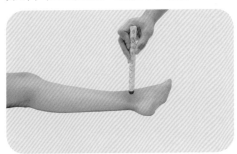

▶ 症状3：便秘

加灸支沟穴

【定位】

位于前臂背侧，当阳池与肘尖的连线上，腕背横纹上3寸，尺骨与桡骨之间。

【施灸】

采用温和灸。施灸时，取坐位，手执点燃的艾条对准施灸部位，距离皮肤1.5～3厘米，以感到施灸处温热为度。每日灸1次，每次灸10～15分钟。

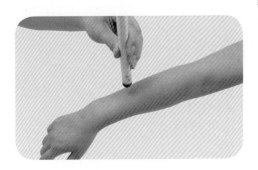

刮痧疗法

刮拭翳风穴

【定位】

位于头部侧面，耳朵下方耳垂后遮住之处。

【刮拭】

采取坐位，以方便刮拭和自我感觉舒适为宜。放松身体，以单角刮法刮拭翳风穴30次，以局部皮肤潮红出痧为宜。

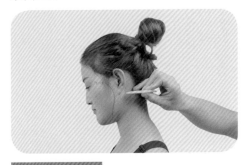

刮拭天突穴

【定位】

位于颈部，当前正中线上。

【刮拭】

采取坐位，以方便刮拭和自我感

觉舒适为宜。放松身体，以单角刮法刮拭天突穴。

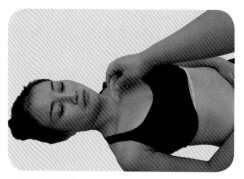

刮拭大椎穴

【定位】

位于颈部下端，背部正中线上，第 7 颈椎棘突下凹陷中。

【刮拭】

采取俯卧或坐位，以方便刮拭和自我感觉舒适为宜。以面刮法从上向下刮拭背部大椎穴 30 次，以局部皮肤潮红出痧为宜。

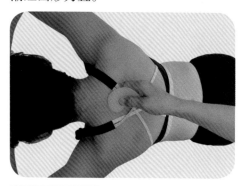

刮拭曲池穴

【定位】

位于肘横纹的外侧端，屈肘时当尺泽与肱骨外上髁连线中点。

【刮拭】

用面刮法从上向下刮拭上肢曲池穴 30 次，以局部皮肤潮红出痧为宜。

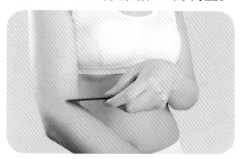

刮拭合谷穴

【定位】

位于第 1、第 2 掌骨间，当第 2 掌骨桡侧的中点处。

【刮拭】

用平面按揉法按揉手背合谷穴 30 次，以局部皮肤潮红为宜。

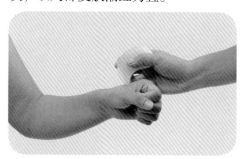

刮拭少商穴

【定位】

位于手外侧，第 1 掌骨中点，赤白肉际处。

【刮拭】

用面刮法从上向下刮拭上肢少商

穴 30 次，以局部皮肤潮红为宜。

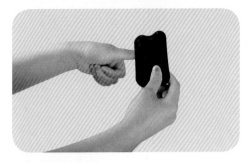

刮拭鱼际穴

【定位】

位于手外侧，第 1 掌骨中点，赤白肉际处。

【刮拭】

用面刮法从上向下刮拭上肢鱼际穴 30 次，以局部皮肤潮红为宜。

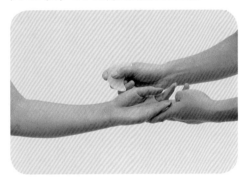

刮拭太溪穴

【定位】

位于足内侧内踝后方，当内踝尖与跟腱之间的凹陷处。

【刮拭】

以平面按揉法按揉下肢太溪穴 30 次，以局部皮肤潮红出痧为宜。

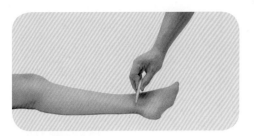

刮拭内庭穴

【定位】

位于足背，当第 2、第 3 趾间，趾蹼缘后方赤白肉际处。

【刮拭】

用垂直按揉法按揉下肢内庭穴 30 次，以局部皮肤潮红出痧为宜。

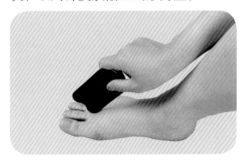

哮喘

哮喘是一种常见的反复发作性的呼吸系统疾病。喉中痰鸣声谓之哮，呼吸急促困难谓之喘。哮和喘常相伴发生，难以严格划分，故称为哮喘。中医认为哮喘病的发生在于本虚、宿痰内伏于肺。肺有虚，在受到外因感染、饮食失调、情志不畅、劳倦伤身等因素时，导致痰阻气道，肺气上逆，出现一系列哮喘的症状和体征。在相关穴位区按摩、艾灸、刮痧可以有效缓解症状。

不影响呼吸为宜。

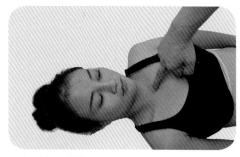

按摩疗法

按揉中府穴

【定位】

位于胸前壁的外上方，云门穴下1寸，前正中线旁开6寸，平第1肋间隙处。

【按摩】

被按摩者取坐位或仰卧，按摩者两手拇指轻轻按揉中府穴30秒，然后按顺时针方向按揉约2分钟，以局部出现酸、麻、胀感向肺部放射为佳。

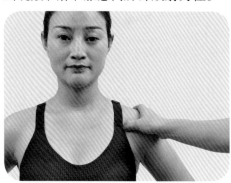

点按天突穴

【定位】

位于颈部，当前正中线上。

【按摩】

被按摩者取坐位，仰头，按摩者用中指点按天突穴约2分钟，力度以

指推膻中穴

【定位】

位于胸部，前正中线上，两乳头连线的中点。

【按摩】

被按摩者仰卧，按摩者用拇指或中指自下而下推膻中穴约2分钟，以局部出现酸、麻、胀感觉为佳。

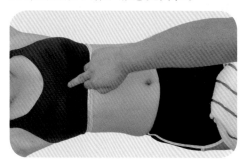

按揉定喘穴

【定位】

位于背部，当第7颈椎棘突下，旁开0.5寸。

【按摩】

被按摩者仰卧或坐位，按摩者用大拇指指腹推按定喘穴1～3分钟，以局部出现酸、麻、胀感觉为佳。

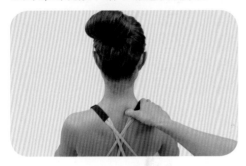

艾灸疗法

灸天突穴

【定位】

位于颈部，当前正中线上。

【施灸】

被施灸者取坐位，施灸者手执艾条以点燃的一端对准施灸穴位上，距离皮肤 1.5 ～ 3 厘米，以感到施灸处温热、舒适为度。每日灸 1 ～ 2 次，每次灸 10 ～ 20 分钟。

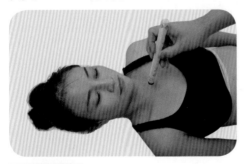

灸定喘穴

【定位】

位于背部，第 7 颈椎棘突下，旁开 0.5 寸。

【施灸】

采用回旋灸。施灸时，被施灸者俯卧或坐位，施灸者站或坐于一旁，手执艾条以点燃的一端对准施灸部位，距离皮肤 1.5 ～ 3 厘米，左右方向平行往复或反复旋转施灸。每日灸 1 次，每次灸 10 ～ 15 分钟，灸至皮肤产生红晕为止。

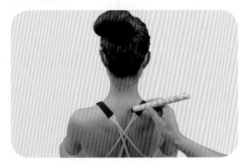

灸膻中穴

【定位】

位于胸部，前正中线上，两乳头连线的中点。

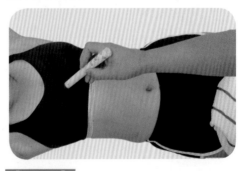

【施灸】

宜采用回旋灸。施灸时，被施灸者仰卧，施灸者站或坐于一旁，手执艾条以点燃的一端对准施灸部位，距离皮肤 1.5 ～ 3 厘米，左右方向平行往复或反复旋转施灸，以感到施灸处温热、舒适为度。每日灸1次，每次灸3～7分钟左右。

灸肺俞穴

【定位】

位于背部，当第5胸椎棘突下，旁开1.5寸。

【施灸】

采用回旋灸。施灸时，被施灸者俯卧或坐位，施灸者站或坐于一旁，手执艾条以点燃的一端对准施灸部位，距离皮肤1.5～3厘米，左右方向平行往复或反复旋转施灸。每日灸1次，每次灸15分钟。

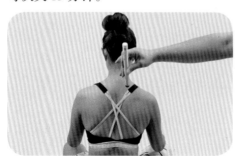

刮痧疗法

刮拭风门穴

【定位】

位于背部，当第2胸椎棘突下，旁开1.5寸。

【刮拭】

可采取坐位，也可采取俯卧姿势，以方便刮拭和自我感觉舒适为宜。用面刮法自上而下刮拭背部风门穴，时间为3～5分钟。

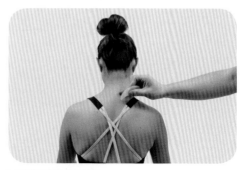

刮拭定喘穴

【定位】

位于背部，第7颈椎棘突下，旁开0.5寸。

【刮拭】

可采取坐位，也可采取俯卧姿势，以方便刮拭和自我感觉舒适为宜。用面刮法自上而下刮拭背部定喘穴30次，以局部皮肤潮红出痧为宜。

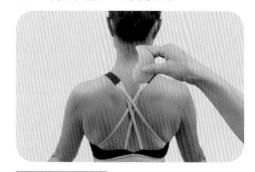

刮拭气喘穴

【定位】

位于背部，第七胸椎棘突下，旁开1.5寸。

【刮拭】

可采取坐位，也可采取俯卧姿势，以方便刮拭和自我感觉舒适为宜。用面刮法自上而下刮拭背部气喘穴30次，以局部皮肤潮红出痧为宜。

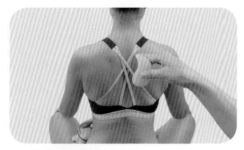

刮拭肺俞穴

【定位】

位于背部，当第3胸椎棘突下，旁开1.5寸。

【刮拭】

可采取坐位，也可采取俯卧姿势，以方便刮拭和自我感觉舒适为宜。用面刮法自上而下刮拭背部肺俞穴30次，以局部皮肤潮红出痧为宜。

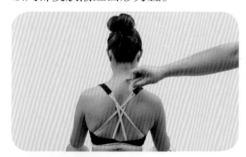

刮拭志室穴

【定位】

位于腰部，当第2腰椎棘突下，

旁开3寸。

【刮拭】

可采取坐位，也可采取俯卧姿势，以方便刮拭和自我感觉舒适为宜。用面刮法自上而下刮拭背部志室穴30次，以局部皮肤潮红出痧为宜。

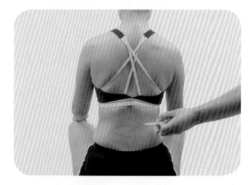

刮拭肾俞穴

【定位】

位于腰部，当第2腰椎棘突下，旁开1.5寸。

【刮拭】

可采取坐位，也可采取俯卧姿势，以方便刮拭和自我感觉舒适为宜。用面刮法自上而下刮拭背部肾俞穴30次，以局部皮肤潮红出痧为宜。

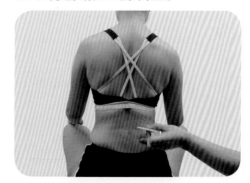

刮拭尺泽穴

【定位】

位于肘横纹中，肱二头肌肌腱桡侧凹陷处。

【刮拭】

用面刮法从上向下刮拭上肢尺泽穴 30 次，以局部皮肤潮红出痧为宜。

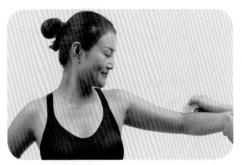

刮拭太渊穴

【定位】

位于腕掌侧横纹桡侧端，桡动脉搏动处。

【刮拭】

用面刮法从上向下重刮太渊穴 30 次，以局部皮肤潮红为宜。

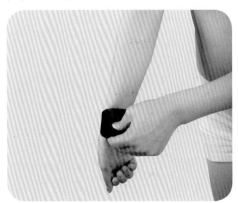

刮拭足三里穴

【定位】

位于小腿前外侧，当犊鼻下 3 寸，距胫骨前缘 1 横指（中指）。

【刮拭】

可采取坐位，以方便刮拭和自我感觉舒适为宜。用面刮法从上向下刮拭足三里穴 30 次，以局部皮肤潮红出痧为宜。

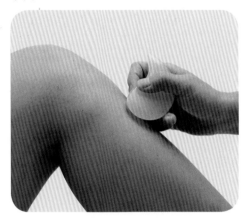

肺结核

结核病是由结核分枝杆菌引起的慢性传染病，可侵及许多脏器，以肺部结核感染最为常见，称为肺结核病。结核病又称为痨病和"白色瘟疫"，是一种古老的传染病，自有人类以来就有结核病。中医认为病因是由机体正气不足、阴精耗损，痨虫趁机侵入肺脏所致。在相关穴位按摩、艾灸、刮痧、拔罐能宣肺解表、健肺补气，有效改善肺部功能。

按摩疗法

按揉足三里穴

【定位】

位于外膝眼下 3 寸，距胫骨前嵴 1 横指，当胫骨前肌上。

【按摩】

被按摩者膝盖稍弯曲，按摩者用拇指按顺时针方向按揉足三里穴约 2 分钟，然后按逆时针方向按揉约 2 分钟，以局部出现酸、麻、胀感觉为佳。

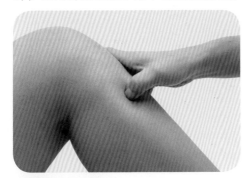

按揉大椎穴

【定位】

位于颈部下端，背部正中线上，第 7 颈椎棘突下凹陷中。

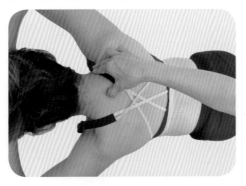

【按摩】

被按摩者俯卧，按摩者用大拇指按顺时针方向按揉大椎穴约 2 分钟，然后按逆时针方向按揉约 2 分钟，以局部出现酸、麻、胀感觉为佳。

按揉肺俞穴

【定位】

位于背部，当第 5 胸椎棘突下，旁开 1.5 寸。

【按摩】

被按摩者取坐位或俯卧，按摩者两手拇指同时用力，按顺时针方向按揉肺俞穴约 2 分钟，然后按逆时针方向按揉约 2 分钟，以局部出现酸、麻、胀感觉为佳。

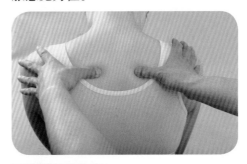

按揉膏肓穴

【定位】

位于背部，当第 4 胸椎棘突下，旁开 3 寸。

【按摩】

用拇指指腹按揉膏肓穴 3 ~ 5 分钟，以局部出现酸、麻、胀感觉为佳。

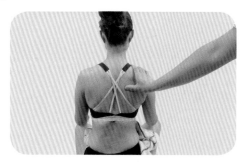

艾灸疗法

灸肺俞穴

【定位】

位于背部，当第 5 胸椎棘突下，旁开 1.5 寸。

【施灸】

采用回旋灸。施灸时，被施灸者俯卧，施灸者站或坐于一旁，手执艾条以点燃的一端对准施灸部位，距离皮肤 1.5 ~ 3 厘米，左右方向平行往复或反复旋转施灸。每日灸 1 次，每次灸 15 分钟。

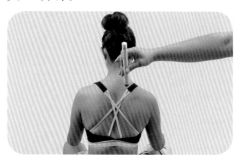

灸合谷穴

【定位】

位于第 1、第 2 掌骨间，当第 2 掌骨桡侧的中点处。

【施灸】

宜采用温和灸。施灸时，手执艾条以点燃的一端对准施灸部位，距离皮肤 1.5 ~ 3 厘米，以感到施灸处温热、舒适为度。每日灸 1 次，每次灸 10 ~ 20 分钟，灸至皮肤产生红晕为止。

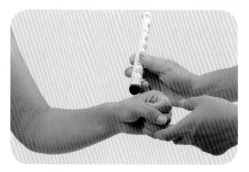

灸足三里穴

【定位】

位于外膝眼下 3 寸，距胫骨前嵴 1 横指，当胫骨前肌上。

【施灸】

采用温和灸法。取坐位，点燃艾条对准施灸部位，距离皮肤 1.5 ~ 3 厘米，以感到施灸处温热、舒适为度。隔日灸 1 次，每次灸 10 ~ 20 分钟。

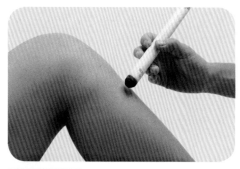

灸风门穴

【定位】

位于背部，当第2胸椎棘突下，旁开1.5寸。

【施灸】

宜采用回旋灸。施灸时，被施灸者俯卧或坐位，施灸者站或坐于一旁，手执艾条以点燃的一端对准施灸部位，距离皮肤1.5～3厘米，以感到施灸处温热、舒适为度。每日灸1次，每次灸10～15分钟左右。

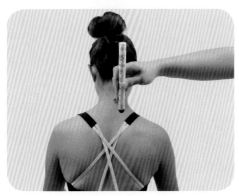

刮痧疗法

刮拭膏肓穴

【定位】

位于背部，当第4胸椎棘突下，旁开3寸。

【刮拭】

用面刮法自上而下刮拭膏肓穴30次，以局部皮肤潮红出痧为宜。

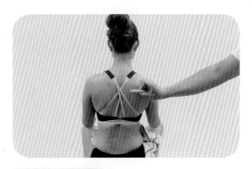

刮拭肺俞穴

【定位】

位于背部，当第3胸椎棘突下，旁开1.5寸。

【刮拭】

用面刮法自上而下刮拭肺俞穴30次，以局部皮肤潮红出痧为宜。

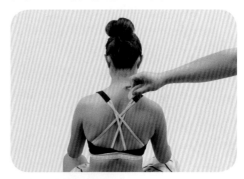

刮拭足三里穴

【定位】

位于小腿前外侧，当犊鼻下3寸，距胫骨前缘1横指（中指）。

【刮拭】

可采用坐位（自己刮拭）或仰卧体位（别人刮拭）。用面刮法从上向下刮拭下肢足三里穴30次，以局部皮肤潮红出痧为宜。

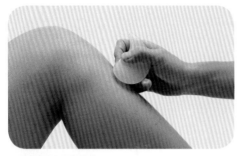

刮拭大椎穴

【定位】

位于颈部下端，背部正中线上，第 7 颈椎棘突下凹陷中。

【刮拭】

用面刮法自上而下刮拭大椎穴 30 次，以局部皮肤潮红出痧为宜。

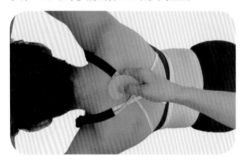

拔罐疗法

【定位】

大椎：位于颈部下端，背部正中线上，第 7 颈椎棘突下凹陷中。

身柱：位于背部，当后正中线上第 3 胸椎棘突下凹陷处。

肺俞：位于背部，当第 3 胸椎棘突下，旁开 1.5 寸。

膏肓：位于背部，当第 4 胸椎棘突下，旁开 3 寸。

肾俞：位于腰部，当第 2 腰椎棘突下，旁开 1.5 寸。

尺泽：位于肘横纹中，肱二头肌肌腱桡侧凹陷处。

阴郄：位于前臂掌侧，当尺侧腕屈肌腱的桡侧缘，腕横纹上 0.5 寸。

足三里：位于小腿前外侧，当犊鼻下 3 寸，距胫骨前缘 1 横指（中指）。

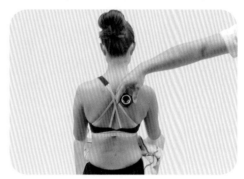

【拔罐方法】

方法一：1. 从大椎、身柱、肺俞、膏肓、足三里中选择 2 ~ 3 个穴位施行艾灸，艾灸时要掌握好时间和温度，以免烫伤皮肤。如果穴位处皮肤有破损，不要艾灸和拔罐。

艾灸后，对所有艾灸过的穴位拔罐，留罐 10 ~ 15 分钟。起罐后，对穴位皮肤进行消毒。这样的治疗每日 1 次。待症状缓解后隔日 1 次。10 次为 1 个疗程，2 个疗程之间间隔 7 天。

方法二：1. 让患者取坐位或俯卧（背部），以方便舒适为宜。对大椎、肺俞、肾俞、膏肓、阴郄、尺泽进行消毒。注意对患者保暖，避免着凉。

2. 用三棱针针刺已消毒的穴位。针刺后出针。此步操作要求施罐者能够熟练使用针灸疗法，能准确把握针刺的深度。

3. 在针刺过的穴位上拔罐，留罐15～20分钟。起罐后，对穴位皮肤进行消毒。这样的治疗每日或隔日1次，10次为1疗程，2个疗程之间间隔7天。

在起罐时要注意随证加配穴，对咯血的患者配膈俞、列缺；对痰多的患者配脾俞、中脘；对咳嗽的患者配督俞、太渊；对盗汗的患者配后溪、三阴交；对发热的患者配身柱、复溜、曲池、间使；对腹泻的患者配大肠俞、天枢、气海；对食欲不振的患者配脾俞、中脘、足三里。

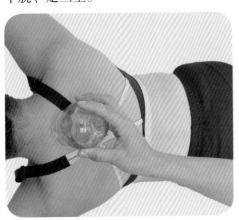

肺心病

肺源性心脏病（简称肺心病）主要是由于支气管—肺组织或肺动脉血管病变所致肺动脉高压引起的心脏病。

根据起病缓急和病程长短，可分为急性和慢性两类。临床上以后者多见。本病发展缓慢，临床上除原有肺、胸疾病的各种症状和体征外，主要是逐步出现肺、心功能衰竭以及其他器官损害的征象。中医认为本病是本虚标实，病位于肺、脾、心、肾。缓解期为肺肾虚，本虚邪微。治宜健脾补肾，而急性加重期病情较为复杂，多种证候，可分为肺肾气虚外感型（合并感染）、心脾肾阳虚水泛型（心力衰竭）、痰浊蔽窍型（肺性脑病）、元阳欲绝型（休克）、热瘀伤络型（伴有出血）等。

按摩疗法

按揉内关穴

【定位】

位于前臂掌侧，当曲泽与大陵的连线上，腕横纹上2寸，掌长肌腱与桡侧腕屈肌腱之间。

【按摩】

用拇指指腹揉按内关穴，100～200次，力度适中，手法连贯，按之局部有酸胀感为宜。

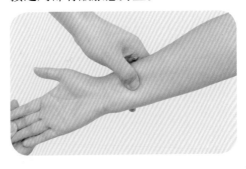

按揉肺俞穴

【定位】

位于背部，当第5胸椎棘突下，旁开1.5寸。

【按摩】

被按摩者取坐位或俯卧，按摩者两手拇指同时用力，按顺时针方向按揉肺俞穴约2分钟，然后按逆时针方向按揉约2分钟，以局部出现酸、麻、胀感觉为佳。

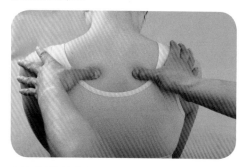

按揉膻中穴

【定位】

位于胸部，前正中线上，两乳头连线的中点。

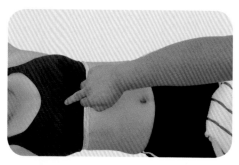

【按摩】

按摩者用拇指或中指自下而上推

膻中穴约2~5分钟，以局部出现酸、麻、胀感觉为佳。

按揉丰隆穴

【定位】

位于小腿前外侧，外踝尖上8寸，条口穴外，距胫骨前缘二横指（中指）。

【按摩】

用拇指指面着力于丰隆穴之上，垂直用力，向下按压，按而揉之，产生酸、麻、胀、痛、热和走窜等感觉。每次每穴按压5~10分钟。每日1次。

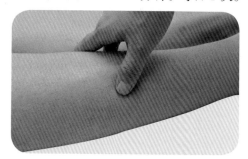

艾灸疗法

灸肺俞穴

【定位】

位于背部，当第5胸椎棘突下，旁开1.5寸。

【施灸】

采用回旋灸。施灸时，被施灸者俯卧或坐位，施灸者站或坐于一旁，手执艾条以点燃的一端对准施灸部位，距离皮肤1.5~3厘米，左右方向平行往复或反复旋转施灸。每日灸1次，每次灸15分钟。

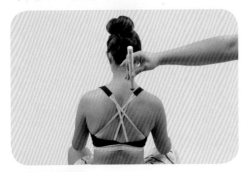

灸内关穴

【定位】

位于前臂掌侧，当曲泽与大陵的连线上，腕横纹上2寸，掌长肌肌腱与桡侧腕屈肌肌腱之间。

【施灸】

施灸时，手执艾条以点燃的一端对准施灸部位，距离皮肤1.5～3厘米，以感到施灸处温热、舒适为度。每日灸2～3次，每次灸10～15分钟左右。

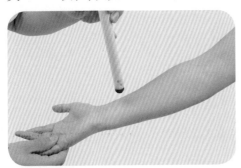

灸膻中穴

【定位】

位于胸部，前正中线上，两乳头连线的中点。

【施灸】

宜采用回旋灸。施灸时，被施灸者仰卧，施灸者站或坐于一旁，手执艾条以点燃的一端对准施灸部位，距离皮肤1.5～3厘米，左右方向平行往复或反复旋转施灸，以感到施灸处温热、舒适为度。每日灸1次，每次灸3～7分钟左右。

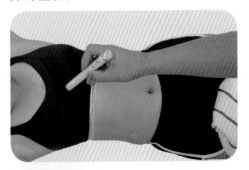

灸膏肓穴

【定位】

位于背部，当第4胸椎棘突下，旁开3寸。

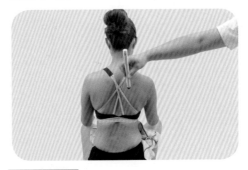

【施灸】

宜采用回旋灸。施灸时，被施灸者俯卧或坐位，施灸者站或坐于一旁，手执艾条以点燃的一端对准施灸部位，距离皮肤1.5～3厘米，左右方向平行往复或反复旋转施灸。每日灸 1 ~ 2 次，每次灸 7 ~ 15 分钟左右。

灸丰隆穴

【定位】

位于小腿前外侧，外踝尖上 8 寸，条口穴外，距胫骨前缘二横指（中指）。

【施灸】

取坐位，手执艾条以点燃的一端对准施灸部位，距离皮肤 1.5 ~ 3 厘米。每日灸 1 次，每次灸 15 分钟，灸至皮肤产生红晕为止。

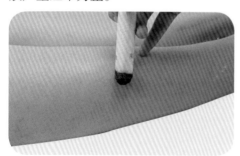

刮痧疗法

刮拭肺俞穴

【定位】

位于背部，当第 3 胸椎棘突下，旁开 1.5 寸。

【刮拭】

用面刮法自上而下刮拭肺俞穴 30 次，以局部皮肤潮红出痧为宜。

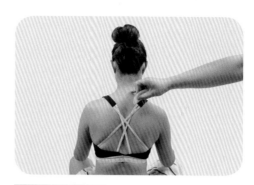

刮拭内关穴

【定位】

位于前臂掌侧，当曲泽与大陵的连线上，腕横纹上 2 寸，掌长肌腱与桡侧腕屈肌腱之间。

【刮拭】

用刮痧板垂直按揉内关穴 30 次，以局部皮肤潮红为宜。

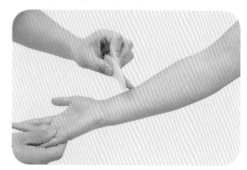

刮拭膻中穴

【定位】

位于胸部，前正中线上，两乳头连线的中点。

【刮拭】

以角刮法刮拭膻中穴，潮红出痧即可。

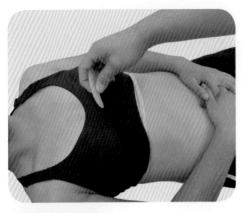

刮拭心俞穴

【定位】

位于背部，当第5胸椎棘突下，旁开1.5寸。

【刮拭方法】

用面刮法从上向下刮拭背部双侧心俞穴30次，以局部皮肤潮红出痧为宜。

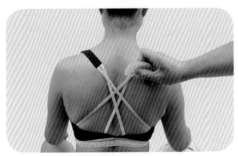

阻塞性肺气肿

阻塞性肺气肿，是由慢性支气管炎或其他原因逐渐引起的细支气管狭窄、终末细支气管远端气腔过度充气，并伴有气腔壁膨胀、破裂而产生，临床上多为慢性支气管炎的最常见并发

症。是严重危害老年人健康的常见病、多发病，应积极防治。

本病发病徐缓，发展过程由于病因、身体状况及治疗措施不同而有差异。有的患慢性支气管炎或支气管哮喘数年后，即并发肺气肿。另一些人则经一二十年后，肺气肿仍很轻微，病情进展很慢，长期保持较好的劳动力。

慢支并发肺气肿时，在原有咳嗽、咳痰等症状的基础上出现逐渐加重的呼吸困难。最初仅在劳动、上楼或登山、爬坡时有气促。随着病变的发展，在平时活动时，甚至在静息时也感气短。当慢支急性发作时，支气管分泌物增多进一步加重通气功能障碍，胸闷、气急加剧，严重时可出现呼吸功能衰竭的症状，如发绀、头痛、嗜睡、神志恍惚。

肺气肿治疗应止咳化痰、宣肺通气、扶正祛邪。

按摩疗法

按揉中府穴

【定位】

位于胸前壁的外上方，云门穴下1寸，前正中线旁开6寸，平第1肋间隙处。

【按摩】

被按摩者取坐位或仰卧，按摩者

两手拇指轻轻按揉中府穴 30 秒，然后按顺时针方向按揉约 2 分钟，以局部出现酸、麻、胀感向肺部放射为佳。

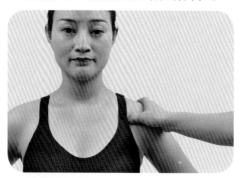

按揉肺俞穴

【定位】

位于背部，当第 5 胸椎棘突下，旁开 1.5 寸。

【按摩】

被按摩者取坐位或俯卧，按摩者两手拇指按顺时针方向按揉肺俞穴约 2 分钟，然后按逆时针方向按揉约 2 分钟，以局部发热为度。

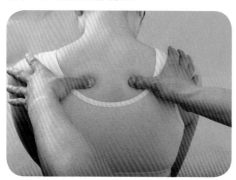

指推膻中穴

【定位】

位于胸部，前正中线上，两乳头连线的中点。

【按摩】

被按摩者仰卧，按摩者用拇指或中指自下而下推膻中穴约 2 分钟，以局部出现酸、麻、胀感觉为佳。

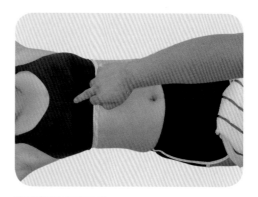

按揉内关穴

【定位】

位于前臂掌侧，当曲泽与大陵的连线上，腕横纹上 2 寸，掌长肌腱与桡侧腕屈肌腱之间。

【按摩】

用拇指指腹揉按内关穴，100～200 次，力度适中，手法连贯，按之局部有酸胀感为宜。

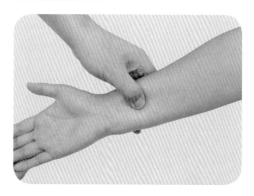

艾灸疗法

灸内关穴

【定位】

位于前臂掌侧，当曲泽与大陵的连线上，腕横纹上2寸，掌长肌肌腱与桡侧腕屈肌肌腱之间。

【施灸】

施灸时，手执艾条以点燃的一端对准施灸部位，距离皮肤 1.5 ~ 3 厘米，以感到施灸处温热、舒适为度。每日灸 2 ~ 3 次，每次灸 10 ~ 15 分钟左右。

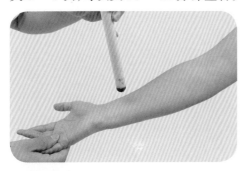

灸膻中穴

【定位】

位于胸部，前正中线上，两乳头连线的中点。

【施灸】

宜采用回旋灸。施灸时，被施灸者仰卧，施灸者站或坐于一旁，手执艾条以点燃的一端对准施灸部位，距离皮肤 1.5 ~ 3 厘米，左右方向平行往复或反复旋转施灸，以感到施灸处温热、舒适为度。每日灸1次，每次灸 3 ~ 7 分钟左右。

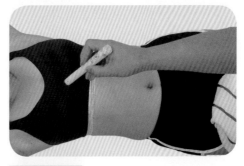

灸气海穴

【定位】

位于下腹部，前正中线上，当脐中下 1.5 寸。

【艾灸】

手执艾条以点燃的一端对准施灸部位，距离皮肤 1.5 ~ 3 厘米，以感到施灸处温热、舒适为度。每日灸1次，每次灸 3 ~ 15 分钟，灸至皮肤产生红晕为止。

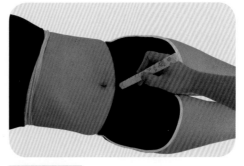

灸中府穴

【定位】

位于胸外侧部，云门下 1 寸，平第一肋间隙处，距前正中线 6 寸。

【艾灸】

手执艾条以点燃的一端对准中府穴，距离皮肤 1.5 ~ 3 厘米，以感到施灸处温热、舒适为度。每日灸 1 次，每次灸 3 ~ 15 分钟，灸至皮肤产生红晕为止。

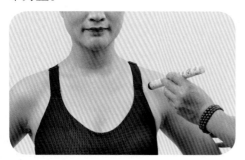